# 克服できる過食症・拒食症

## ―こじれて長期化した過食症・拒食症でも治る道はある―

著
福田俊一　増井昌美

星　和　書　店

*Seiwa Shoten Publishers*

*2-5 Kamitakaido 1-Chome*
*Suginamiku Tokyo 168-0074, Japan*

# Is Full Recovery from Bulimia and Anorexia Nervosa Possible If They Are Chronic?

by

Shunichi Fukuda

Masami Masui

# まえがき

「あきらめたらあかん、こんな私でも治るんや！」という、叫びに近い言葉から本書は始まる。摂食障害（過食症・拒食症）は、心の病気のなかでも一般的には理解しがたい症状とされている。なぜガリガリにまでやせているのに食べることを拒否するのか。また逆に「食べたくない、誰か止めて」と泣きながら、食べて食べて食べまくるのか。

当センターには、十年十五年と長期にわたって摂食障害に苦しむ人たちが来所している。「何をしてもどこへいっても治らない病気」という暗い気持ちを抱えて。それでも当センターの治療を受け、一年たち二年たつと、見違えるように元気になっていく。「その人と家族にあった適切な治療を受け、あきらめずにとりくめば、摂食障害は克服できる」。これがわれわれ治療者の確信にも似た偽らざる気持ちである。それでも途中であきらめてしまう人もけっこういる。もうちょっとがんばれば道がつくのに、もったいないなと思う。「あきらめたらあかん」、あきらめずにしがみついて粘り抜いた人が、治癒という勝利を手にしているように思える。本書は特にこうしたこじれて長期化した症例に焦点を当てて取り上げている。

受付スタッフSの書いた感想文を紹介しよう。拒食症のクライエントに対する率直な思いがよく出ていると思う。

両親に連れられて来所したのは、拒食症でガリガリの女の子でした。大学生とのことでしたがかなり幼く見えました。

面接が始まっても、本人は体調が悪そうでした。体力の低下により喉に詰まったタンを出すことができなくて、面接は中断になり病院に搬送されました。

緊急事態を乗り越え、カウンセリングに復帰してから約一年。本人は見違えるように元気になり、ガリガリだった身体もふっくらとし、おしゃれで可愛くなりました。ゲラゲラと声をあげて笑っている姿は別人のようです。

元気になった患者さんを見るのはうれしい瞬間です。

長期化した過食症・拒食症の本人とその家族は、症状のがんこさに疲れている人が多い。親もほとほと嫌気がさして、わが子のことと言えど投げ出してしまいたくなるという。それゆえ症状を抱えた子をもつ家族は、「毎日重くて暗い、おろおろと腫れ物にさわるような雰囲気のなかで生活しています」と言う人が多い。

しかしほんとうに重くて暗い面ばかりであろうか。私たちは家族療法による治療を通して、こうした陰気な家族というイメージが払拭され、明るく活気のある家族に変わるようお手伝いをしてきた。子どもが過食症・拒食症になる前の家族に戻るのでなく、一人一人が生きがいを見つけて生き生きと活躍できるより成長した家族へと変身する。現実的で実行可能な目標に向かって進める家族へと。

その上でまだ言いたいことがある。早い段階で来所した人は、早く治るということを。これまで最短で治った人はたった二回の面接（約半月）で立ち直った。失恋してやけ食いをしているのに母親が気づき、母娘二人で来所。母親は「これは大変なことになると思って、心配で心配で飛んできました」と話した。たまたま新聞で過食症のことが取り上げられていたので、母親にその知識があったのが幸いしたようだ。本人は食べることに夢中だが、そばにいる家族が早く気づいて専門家の治療を受けることの大切さを感じたケースだった。

本書は前作『過食症と拒食症』（星和書店、二〇〇一）の姉妹編とも言える作品である。前作を読んだ人から「『食べろ、食べろ』と言われるつらさをわかってくれてるな」とか「家族への思いといらだちのジレンマから抜け出せそうに思いました」といった感想がよせられた。その後どこに行っても治らなかった摂食障害の人たちが前作を読んで次々と来所、家族療法による治療を受けて立ち直っていった。来所当時のつらそうな表情が、生き生きとした笑顔に変わっている。そういう本人と家族の姿を見て、さらなる続編の執筆意欲をかきたてられたのだ。「この人たちのように新しい生きがいを見つけて、笑顔で巣立っていく人を一人でも多く世に送り出したい」。本書はそういう私たちの願いから企画された。

摂食障害に関する本を上梓するたびに、本症で悩む人たちの本音に近づいていけるように感じる。細やかな家族への思い入れ、一つ事へのこだわり、完成度の高さを求める探究心、思いの深さと秘めた激しさが行き場を求めてさまよっている。そうした本質が活躍の場を得たときのすごさは、目を見張るものがある。そういう姿を見るたびに、「過食症・拒食症の人たちは、ダイヤモンドの原石である」と、筆者らは思う。

二〇〇五年三月十五日

福田俊一
増井昌美

# もくじ

## 第二章　過食症・拒食症と家族の関係

# 第六章　これからの過食症・拒食症の治療……217

# 第一章 あきらめたらあかん、こんな私でも治るんや！

## 1

### 一．十年以上にわたる拒食症でも治る

摂食障害（過食症・拒食症）はこじれると長引く病気として認識されている。終わりのない真っ暗なトンネルのなかで、本人はもちろんのこと、家族も右往左往しているだけで疲労困憊してしまう。さまざまな治療を受けても治らないまま四年、五年が経過する。なかには十数年もたっている人もいる。当センターには、そういう長期化し慢性化した多くのクライエントと家族が来所している。そして「本当に治るんですか？」と不信に満ちた目を向けてくる。この第一章では特にそのよ

うな重症に陥る拒食症の人たちがどういう治療を受け、変化のプロセスをたどって立ち直っていったか、その様子と、その後の活躍を紹介したい。

摂食障害は、「適切な治療方法」と「あきらめずに取り組む」、この二つの組み合わせがあれば治る症状である。立ち直りかけては崩れ、また起きあがっては倒れる。この繰り返しに親も子もどれだけ負けずにねばり強く食いついていけるか、これが「治った」という勝利を手にする秘訣のように思える。「こんな私でも治るんや！」という表題は、立ち直ったクライエントの心の叫びを、また「あきらめたらあかん」はセラピストの実感をタイトルに表したものである。

## 二．がんこな拒食症から立ち直る

### 食べ物と闘って十年、命をかけて訴える

真由（二十五歳、拒食歴十年［来所時］、身長一六〇センチ、体重三〇キロ）
家族構成：父、母、弟、四人家族

#### ●ギリギリラインの体調で来所

発症したのは高校一年生の夏。テニス部の合宿でとった写真をみて真由はあわてた。「私が一番

太ってる。なんでー！」。それからは必死のダイエットが始まった。一日一〇〇グラムやせるという自分で決めた目標に執念を燃やし、なぜかふしぎとのめりこんでしまった。十日間の断食道場にも参加するが、帰ってきてから過食へと変わり、不安で登校もできなくなった。毎日体重計に乗っては、「あーあ、また一〇〇グラム増えてる。どうしよう」とパニックに。またまた食べ物の制限を始め、それ以来ずっと拒食モードが続いている。

初回面接には両親と真由が参加した。発症して十年がたち、入退院も五回目という。今にも折れそうな手足がひょろひょろと伸びており、三日前に退院してきたばかりだ。身長一六〇センチ、体重三〇キロ。身長からすると標準体重は五四キロだから、あきらかに大幅に下回っている。母親は携えた主治医からの紹介状を差し出した。

紹介状を要約すると次のようになる。

自宅で倒れてほとんど意識もないまま来院。低蛋白による身体的諸症状（むくみ、脱毛、貧血など）がみられました。輸液により落ち着き、体重が約束の三五キロまで回復。本人の強い意志もあり退院となりました。

その後週三回の点滴に来院されてはいるものの、ほとんど食事はとらない様子。再び体重が三〇キロに落ちています。いずれにしても拒食症としては、危機的な状態であることは確かですが、入院をきらう本人の気持ちから再入院がのびております。

この病気は、専門の先生もあまりおられず、治療する病院も少ないようで相談することもむずかしいようです。家族療法を中心とした摂食障害の治療を行なっておられる貴センターに、ぜひともご高診をお願い申し上げます。


「入院中に点滴の針を何度も抜いてしまったり、ナースとトラブッたりしたようだ。かなり手ごわいケースだな。拒食症は命との競争になるので、内科医との連携を抜きにしては語れない。この点だけはしっかりと、了解してもらったうえで治療をスタートしよう」。紹介状を読み終えて、担当セラピストはこうつぶやいた。

### ●「身体だけ治ったらくやしい」と、真由は

なぜ入院はいやなのか。もちろん点滴を受けて「太らされる」ことが「死んでもいや」というのは、拒食症の人に共通した気持ちであることに変わりはない。面接でセラピストは真由の気持ちを聞いてみた。

「私、点滴を受けて身体だけ治ってしまうのはいやなんです」と、真由は消え入るような声で話し

始めた。「お父さんもお母さんも、私のことなんにもわかってくれない」と言う。今から十年前になるが、真由が拒食症にかかったころのことだ。「ごはんが喉につまって食べにくくなって。胃カメラものんだけど、異常なしだった。それでお母さんたち安心したのか、ほったらかしにされて。私はなんか言いたかったけど、言えなかった。言っても二人はわかってくれないだろう。自分の言いたいこと親に思いっきり言ったという経験がないもの」。その後食べたりもどしたりしているうちに、体重がどんどん減ってきた。近くの心療内科へ。その時点でも両親は気がつかなかった。ふらふらになって倒れてやっと親があわててくれたという。ぼそぼそと低い声で、真由は話した。拒食症の子が、これだけ自分のことを話すのはめずらしい。よほど胸のなかにたまっているものがあるのだろう。

「カロリーばっかり気にして、おかしいなと思ってはいたんですが」と、母親が言うと、真由は「弟とラッシー（飼い犬）ばっかりかわいがって。お父さんもお母さんもなんで私のこと心配してくれへんかったん」と、反発しながら泣き出した。「こんな気持ちのまま身体だけ治って、親が喜んでる顔みるのくやしい」と、真由は訴えた。命をかけて訴えているのは、ただ「やせたい」ということだけではなかったのだ。

## ●拒食症からの立ち直りの青写真

拒食症の子はなぜ食べないのか、なぜやせていることに命がけでしがみつくのか、はっきりとは自覚できていないことが多い。母親そして父親に食べることを強要され、ぎりぎりまで追い込まれたとき、どれだけ自分が強い意志でもって食を拒否しているかに気づくのである。なんとなくではなく、自分の意志の強固さも、なぜ意地をはっているかもわかってくる。「食べなさい」と、迫られたら気づいてくる。「食べないと入院させるよ」と、追い詰められたらわかってくる。「私は食べることについては、絶対に人から口を差し挟まれるつもりはない。人に思うようにされてたまるか」という、自分でもびっくりするくらいわき上がるエネルギーを感じる。

やさしい、まわりの人への気づかいが大きい子が多い。小さいころから良いお姉ちゃん、勉強もよくできるし、親の手伝いもしてくれた良い子。たしかに几帳面で、最後まできちんとしないと気が済まない点、こだわり性で人より遅れがちだったりしたことはあるが。本人は自分のことを弱いと思っているが、人から説教されるのがきらいだったり、自分が得心しないと前へ進めない性格がある。内面には激しさやすごい根性が渦をまいている。医者や親の言うことであれ、絶対言いなりにはならない。どんなに強く「食べなさい」と言われても、どんなに親が心配しても、これだけはゆずらない。

「いったいこんな強い根性をもった私って、どこにおったんやろ」と、今までとはまったくちがう自分に気づく。親に合わせたり、まわりの雰囲気を優先して自分が隠れてしまっていたのが、自分の好ききらいがはっきりしてくる。親との関係を見直し、距離の取り方がわかるようになると、「じゃあ、自分は、どう生きていったらいいんやろ」と考え出す。

食べる、食べないに固執せず、他の領域で自分を強く主張することを覚えていくと、いつのまにか食を拒否するという意識が次第にうすれてくる。これが拒食症からの立ち直りの青写真である。

## ●真由との個人面接で――真由の持ち味を肯定

セラピストは真由と個人面接の時間をもった。真由は黒いTシャツがとてもよく似合っている。腕まくりをするとがりがりの腕がにょきっと出て、こんな身体でよくやってこれたなと心が痛んだ。

真由とセラピストとのやりとりを紹介しよう。真由のかたくなな心と、それを肯定的に受け止めるセラピストの言葉に注目してほしい。(以下、セラ＝セラピスト)

セラ：よくここまで来れたね。これからいっしょに助け合いながら治していこう。

真由：……治るなんて……考えられない。元の状態にもどるなんて、ぜったいにない。

セラ：うーん、そうかな。たいていの人はそう言うけど、だんだん変わってくるよ。

真由：変わるってことは、太るってことでしょう。それが自分に許せるようになれると思えない。結局は自分が悪いんだなって思う。

セラ：いや、太るってことだけじゃない。身体が元にもどるってことは、周りの人は治ったと思うけど、あなたはそうは思わないでしょう。三〇キロの自分が一番いいんじゃないの。そういうところに自分の気持ちの落ち着き場所をみつけたわけで。だから三〇キロにこだわってるんでしょう。よかったね。それを大事に守りましょう。

真由：え、三〇キロのままでもいいんですか。

セラ：やせてるってことにこだわるのは、自分にとってプラスだからそうしてるんでしょう。死なないくらいの体重だったら、ぎりぎりやせていたいというのは賛成です。

真由：そんなこと言われたのはじめてです。「もっと太らないと」「食べないとダメ」ばっかり言われてきたから、信じられない。

セラ：それはそうでしょう。あなたの命を心配しての言葉ですから。だけどそれだけでは拒食症から立ち直ることはできません。なぜ「やせていること」が気持ちいいのか、落ち着くのか、考えてみたら。

真由：やせてたら、なんでもできるって感じられるし、優越感にひたれるから。

セラ：なるほど。「なんでもできる。優越感」。この二つがキーワードですね。ここに真由さんの気持ちの落ち着きがあるわけで。この感覚が、他でも感じることができたら、「四〇キロでも幸せ感じられる」って気持ちが、自然にわきあがってくるでしょう。

真由：それはたしかにそうですね。けど…そんなことあるでしょうか。

セラ：それをいっしょにみつけていこうとしてるんです。ただそのなかで困るのは、今までずーっと身体を犠牲にしてきたことです。やせてると、気持ちは落ち着くんだけれどね。

ま、言ってみれば「生きがいさがし」の旅に出るようなもの。平凡に生きるのがいや。自分の人とちがう個性や感情をもっと大事にしたい。でもどうしたら生きがいを感じられるのか、自分の生き方ができるのかをつかめていない。そんなむなしさの中で、やせることの意義を見いだすエアーポケットにポコッとはまりこんでしまったのが拒食症なんです。

真由：自分の個性？　感情？　あるのかどうかわかりません。

セラ：今はそうだと思う。これからカウンセリングで「自分の生きがいはこれなんや、幸せはここにあるやないか」を、みつけていきます。

拒食症の治り方としては、生きがいに夢中になって、食べ物へのこだわりがだんだんうすれてきて治るというのが自然ですね。

自分がつかんだものを、生きている実感を大事にするんです。そのほうが治りやすいし、生きる意味もあるでしょう。

「ぜったいに治らない、いや治ってやるもんか」という皮肉なまでもの強い意志をみせていた真由。「生きがいとか、個性とか言われても、そんなものが私の拒食症に勝つものか。意地の張り合いなら、誰にも負けないぞ」。表面的には「よく気がつく、やさしい真由ちゃん」だが、芯の部分では意志の強い、激しい性格。一筋縄ではとうていうまくいかないであろう真由の拒食症と、これから正面から向き合っていかなくてはならない。相当の覚悟が必要だ。

## ●「食べろ」「いや、食べない」でつながる母と娘

面接のあいまにセラピストは「三人でどんな話でもいいからしてみてください」という課題を与える。さりげない雑談をかわす様子から、意外にも親子の会話のくせがみえてくる。

「あんた、きのうの夜もカロリーばっかり気にして、ほとんど食べへんかったでしょ」と、母親は言う。「食べる、言うてるやないの。お母さんが勝手にいっぱいごはんよそうからや」と、真由も負けていない。「父親はそばから『あれ食べ、これ食べ』言うたら、よけい食べんようになったことがありますんで、私はなんも言わんようにしてるんです。心配は心配ですねんけど、本人に任せてます」と、土俵の外にいるかのような発言が出る。

課題がスタートすると必ずといっていいほど、食べ物をめぐって母と娘の言い合いが始まる。「こんにゃくとおとうふだけでなく、もっと栄養のある物を食べな」「せかされると食べられへん。

ほっといて」「食べへんかったら、死んでしまうんやで」「死んでもかまへん。私、水炊きなんかきらいやねん」。そのままにしておくと、延々と続きそうな二人の言い合いである。

「さあ、食べる話はこのくらいにして、この一週間、なにか変わったことはありませんでしたか？」と、セラピストは話題を変えようと介入する。摂食障害の家族の会話はどうしても「食べろ、いや食べない」になりがちで、本人の関心は「やせた、太った」しかなくなる。症状が改善するという視点からみると、これほど不毛な話題はない。これをどう変えていくかが、カウンセリングでの課題となる。

親子三人の会話を聞いて、セラピストは真由の家族の会話パターンを次のようにまとめてみた。

①「食べる話になると、母親も娘もいらつく、なげやりになる」

本当は「あんたのことが心配でたまらないんやで」という母心から出る言葉なのだが、相手を責める口調になり、だんだんとげとげしくなる。

②食べる食べないという領域では、母親が主導権をにぎっている。娘はこれに「食べない」というがんこさで対抗している。

③「もっと栄養ある物を食べな」と迫る母親に、娘は「食べない」という対抗心のテーマを「水炊きがきらい」と、好みの問題にすり替えている。

④さらに「食べへんと死んでしまうんやで」と、母親の言葉が脅しにエスカレートすると、娘は「親の前では食べて、後で吐いたらいい」という変則対応を取りだした。これは「食べる姿をみたら、親は喜んでだまる」というパターンを娘が先取りしだしたためである。

⑤父親は「心配してるんやで」と言うものの、一貫して部外者の立場をとっている。母親をサポートするわけでもなく、娘の悩みに真剣に向き合うでもない。

## ●家族の食事風景を再現するランチセッション

拒食症の家族の特徴が目にはみえてきても、それを変えていく手がかりをみつけるのはむずかしい。母親にとってもらった生活の記録や面接での会話は貴重な資料となる。それらをベースにおきながら、実際に家族そろって面接室で食事をとってもらうのが、ランチセッションである。親子の力関係、会話のくせ、本人の抵抗の仕方などが目の前で展開する。解決へのハードルを越えるチャンスとなるか否か、担当者の力量が問われる緊張の面接でもある。

### 《第一回目のランチセッション》

にわか仕立ての食卓には白いテーブルクロスがかけられ、四人分のお弁当がならべられた。父親は新聞を読んでいる。そのそばで母親が真由に指示を与えながら、お箸やお茶を用意している。どこの家庭にでもみられる食事前の光景である。

セラ：みなさん、さあ席におつきください。食事を始めましょう。きょうの目的はふだんの食事の様子をみせていただくことです。ご両親は無理矢理に「食べなさい」とは言わず、「食べたら」とすすめるくらいにして。

真由さんが「ぜったい私は食べない」という強烈な意志で拒食をしているのはまちがいないことです。しかし本人もそこまでは気がついていません。だから第一回目のランチセッションでは真由さんは自分の意志の強さや根性を感じとってもらえれば、まず成功です。

（真由はお弁当のふたを開けて、ナフキンをていねいに広げ、ふりかけをごはんにかけている。両親やセラピストはどんどん食事がすすんでいるが、真由はお箸をもってじーっとしたり、ご飯をいじったりしている。まだ一口も食べ物を口に運んでいない）

母親：これは鰯の煮付けなんやで。おいしいから食べてみて、ほらね。

（母親は真由の弁当のおかずをつまんで食べてみせたりしている。真由は一口ご飯を食べては、てい

ねいにかんでいる）

父親：うちの地域は魚がおいしくてね。海はきれいですから釣りにいいですよ。
　真由、ほらこれは父さんが釣ってきた魚だよ。新鮮なんだよ。

（そろそろ両親の弁当箱は半分くらいに。真由のはほとんど減っていない）

セラ：弁当食べるときどんな気がする？　食べたくない感じですか？

真由：いやー、これはカロリーないから食べられる。

セラ：どれどれ、こんにゃくか。これは一〇キロカロリーもないな。カロリー表なんか全部知ってる
　の？　ご飯はどれくらい？

真由：お茶碗いっぱい一八〇キロカロリーです。

今、真由は食べないという行為で、思いっきりやりたいほうだいのことをしている。やっと親は真由がわかるくらいに心配してくれている。今までだったら「こんなんしてたらお母さんが心配する。やめとこ」「お父さんに怒られるからやめとこ」と、こんな感じですませてきた。はたからみる

と良い子、良いお姉ちゃんだった。
その真由が今までとはちがうことをしている。意識はまだしていないかもしれないが、殻を破ろうとしている。今までの自分とちがう生き方——親を心配させる、わがままをつらぬく——をしている。このことがどういう意味をもっているかは、まだわからないようだ。

セラ：さあ、きょうはこれくらいでおいときましょうか。真由さんのお弁当はほとんど減っていませんね。次回のランチセッションはちがいますよ。お父さんやお母さんに「これだけは絶対食べなさい」と強く言ってもらいます。いいですか。無理矢理でも食べさせてもらいます。それに後で吐かないよう監視もしてもらいます。
真由：えー、そんな、いややなー。
セラ：食べること、太ることではぜったい妥協はできないでしょう。その意志の強さを今は「食べない」ということでしっかりと主張していくことですね。
真由：あー、よかった。食べなくていいんですね。

### ●カウンセリングと内科医の連携が必要

真由の体重がだんだん減っているという連絡を受けた。身体を維持するために必要なぎりぎりのラインを割っている。拒食症は命との闘いという面があるだけに、毎日の家族から送られてくる情報には必ず目を通す。担当のセラピストはすぐに真由の家に電話を入れた。

電話には真由が出て、「寒い、しんどいんで寝てた。朝から吐き気がとまらへん。みんな半袖きてるのに、私だけ首巻きまいて震えてるんや」と、かぼそい声で話す。母親に代わってもらい事情をきくと、あれほど内科医の検診を受けるよう指示を出しておいたのに、まだ行っていないという。体重が極端に減少してくると、朝目を覚ますときとか、お風呂に入っているときに、心臓がとまるという死に方をすることもあると説明した。点滴などいろいろな方法で医学的には手を打てるので、身体のことは内科医にみてもらうよう重ねて指示を出した。

カウンセラーの責任と内科医の責任を明確にするために、担当のセラピストは次のような紹介状を出すことにした。

主治医殿

患者、○○真由さん（拒食症）をご紹介申し上げます。先生に摂食障害の患者の身体面のケアをお願いしたいのです。

私どもの治療方針としては、本人のやせ願望は、今のところ尊重する方向で考えています。しかし、本人の命に関わってくることが無いよう、体重をギリギリ最低ラインは維持したいと思っています。そのほうが心理面の治療が進み、その結果、体重を増やしてもよいと、本人が心から思えるようになる可能性が高いからです。

もしお引き受けいただけるのでしたら、より詳しい方向づけの資料をお送りさせていただきます。

基本的には、心の問題は当方で、身体の問題は先生の方でケアしていただくということです。それにより、カウンセリングが非常にやりやすくなります。

どうぞ、先生のお力をお貸しいただけるようお願い申し上げます。

さらに担当者は、両親に向けて言葉を重ねた。

「真由さんの状況は切迫しています。いつ死んでもおかしくない状態です。あり得ると思います。最後のチャンスだと思いますので、身体のことは内科医にすぐに診てもらってください。

私は気持ちのほうから診ますので、話をしようという信頼感が大切。真由さんには、私に伝える意欲はあります。真由さんから前回の面接の後に、自分の気持ちを書いた手紙をいただきましたね。しんどいのにあれだけの手紙を書いてこられたのは、『よし、ここで』と思って書いたんだと思います。お父さんやお母さんに言いたいけど言えなかったことを書いておられましたね。お二人ともあの文面をよく覚えておいてください。これがまずできることの一つです。『あのこと書いてたね』

とか『あそこに書いてあったことはこういうことなの?』とか。『こういうことか。これが言いたいんやな』と、後になってときどき口に出して言ってみること。これが真由さんのご両親への信頼感を快復する第一歩だと思います。時間がせっぱ詰まってます。もう余裕がありません」。

重苦しい電話カウンセリングが終わった。真由の両親は送られてきた紹介状をもって、指定された病院へと急いだ。真由の入院が決まったという連絡が入ったのは、その日の午後だった。

### ●「三三キロになったら退院」という約束で、点滴を受け入れる

真由は○○病院の内科へ入院した。自分の意志に反して「太らされる」という事態が予測されるだけに、入院をいやがっていた。案の定、「点滴がいや。太らされるのは死んでもいや」と、何度も点滴の針を抜いてしまいナースを困らせた。一時ちょっとふっくらとしてかわいくなっていたが、精神的にはずいぶんすさんでいた。「このまま豚になるくらいなら、死んだほうがましや」と言い、病院の階段を上ったり下りたりしてエネルギーを消費しようとした。ずいぶん手のかかるわがまま患者としてナースセンターでは通っていたらしい。

その態度が一変したのはある約束ができてからであった。内科医から担当セラピストに真由について相談があり、その返事として次のような主旨の手紙を送った。

○○先生へ

（中略）

拒食症患者の心理について、私の考えるところを述べさせていただきます。

一．真由さんの体重を定期的に測っていただきたく思います。これは食べ方など彼女の食行動に、周りが口を出さない代わりに、体重がリミットを下がらないよう、本人に責任を持たせるための準備になります。

二．入院中は、退院の目安になる体重を本人に明示していただけないでしょうか。このラインに達しないと、入院は続くというルールを決めていただく。多くの患者さんは早く退院したいので、最低限退院できる体重に増やそうとする傾向があります。自分の意志で「はやく決められた体重にもどすんだ」という気持ちになると、点滴の針を抜いたりという行動はなくなると思います。その方が本人も納得しやすいと思います。

三．退院後も、この設定された体重をきると、再度入院という約束もしておくと、その後の対応がとりやすいでしょう。

そこで内科の担当医は真由に「三三キロになったら、退院してもいい」という約束を提示した。現在二八キロだが、あと五キロ増やせば退院できる。具体的な目標が目の前にできると、真由はたしかに神妙に点滴も受けるようになった。両親が見舞いに来たときにも、「売店でお母さんの好きなメロンパン買っといたよ」とか、「お父さん、入院費あるの」とか、親に気づかう余裕が出てきた。

そしてある日の朝、「三三キロあります」とナースの声。「はい、三三キロです」と真由も追ってつけ加える。「そうか、三三キロになったか。よーし、退院してもいい」。いつのまにか内科ドクターやナースと真由の間には親近感がわいていた。

### ●親子のバトルが展開するランチセッション

二回目のランチセッションがもたれたのは、真由が退院してから一月ほどたったころだ。まだ真由は「食べさせられたらどうしよう」という恐怖感を強くもっている。親に「食べなさい」と強く言われても、平気で「ぜったい食べへん」と、とことん反発できる自信はない。言われたらいつのまにか、流れに身を任せてしまうところがある。「なにを言われても、食べることに関しては、とことん跳ね返せる」という感覚がもてたら、ふっきれるであろう。

まずはじめに両親に対して「無理矢理にでも食べさせる」という課題を与えた。真由には「がんこに食べることを拒否する」という課題を。両者のバトルはどう展開するか、そのプロセスからなにがみえてくるか。

《第二回目のランチセッション》

ふたたび白いテーブルクロスがかけられた。今日のランチはサンドイッチだ。コーヒーを入れたカップが四つ用意された。

セラ：前回とちがって今日は「真由さんに食べさせる」というのがご両親の課題です。それに対し真由さんは「ぜったい食べない」という根性をみせてください。よろしいですか。さあ始めましょう。

真由：（赤と白のチェックのナプキンに包まれたサンドイッチを開く。パンをさわってはまた手をふいたりをくり返している）

父親：食べへんのか。（少し強い口調）

真由：（ほんの一口ほどのパンをつまみ、口へ運ぶ。その様子をじーっと両親がみている）

母親：もっと食べないと。（手で食べろというしぐさをする）

真由：（テーブルに肘をついて、髪の毛をなでだす。やっと口に入れたパンをかんでいる）

セラ：さあ、お父さん、お母さん、がんばって食べさせてください。

父親：それぐらい、食えるやろ。ほんまに少ないな。

母親：これくらい食べたって体重はかわらへんのやで。卵やったってちょっとしかないやん。食べたら、こないだみたいに、フラフラにならへんで。
真由：フラフラに？　そんなんなってないよ。
父親：卵ってそんなにカロリーないんやで。ほんまや、こんにゃくとかはー。
真由：こんにゃくはカロリーないけど、牛乳は乳脂肪分があるから。
父親：カルシウムもとらんとな。骨密度とか言うてはかってもらったら、相当スカスカになっとんとちがうか。あとになったら、なかなかもどらんぞ。
セラ：さあ、どっちも負けるな。がんばって食べさせられるか、ぜったい食べないと意地を張り通せるか。がんばれ！
真由：卵じゃなくて、もっとおいしい物だったら食べてあげる。
母親：まあ、あんたはなんてこと言うの。
セラ：お母さん、落ち着きましょう。これは真由さんの作戦ですよ。親を怒らせて、焦点をずらしてきてるんですよ。真由さん、うまいねー。
母親：そないにさわっとったら、ぐちゃぐちゃになるだけや。食べてしまわんと。
真由：あしたになったら食べるよ。
セラ：出てきたぞ。ああ言えば、こう言う。こう言えば、ああ言う。両方負けずにがんばれ！
お父さん、「きょうは食べるまで帰さないぞ」というふうに追い詰めてください。もう逃げ場がないと思ったら、真由さんがどう出てくるか。どんだけ根性出してくるか。やがてなりふりかまわず根性出してきますよ。

父親：はい、わかりました。

おい、真由、食べんか。一つでも口に入れて食べてみ。食べることに根性出してみ。これぜんぶ食べんと、家へ帰らさんぞ。

真由：どんなに言われても、私は食べへん。

父親：なに言うとんや、食べへんかったら、死んでしまうんやで。

母親：このサンド、あんたの好きな卵サンドやないの。しっかり食べな。

真由：おいしくないから、食べたくない。

セラ：だんだんしっかり言いだしましたよ。真由さんの底にある根性を出してきましたよ。

お父さん、負けるな。

父親：お父さんはな、元気なおまえが好きなんや。それには食べんと。

真由：私、元気やで。

父親：もう二十六歳やないか。ほんまやったら、結婚して、子どももある年や。それやのに、おまえは、食べることすらようせーへんやないか。

真由：いや、できるよ。しようと思えばできる。

母親：とりあえず食べないと元気になれへんで。ちょっとでも食べて力をつけないと。
セラ：これだけプレッシャーかけられても、食べるという気にはならないね。食べること以外やったらどうやろ。「今着てる赤いシャツやめて、白いシャツきてみー」言われたら、どうする。すなおに着替えるやろ。
真由：はい、着替えます。
セラ：食べることはゆずられへんみたいやな。なんかそこはゆずられへんみたいやな。
真由：食べるくらいなら、しんどいままでいい。
セラ：そうか、しんどいままでええんやな。ほれ、根性出てきたやないか。
一度ここで休憩しましょう。三人とも疲れたでしょう。

（休憩をはさむ）

セラ：どうですか。今はお互い気をつかってないでしょう。言いたいこと言いあってますよね。この感じが大事なんですよ。目つきがどうとか、お母さん心配してへんかなとか、気づかってませんね。互いが根性出しあって、言いたいことを言いあって、「あんたには負けへんぞ」という意気込みで。
さあ、もう一がんばりしてみましょう。互いに気をつかいあわず、元気にいってみましょう。

母親：ほれ、こっちのはどうなん。トマトとレタスのサンドやで。これくらい食べてもぜったい太らへんから。
父親：さあ、食べろ、食べないか。食べんと、家に入れんからな。
母親：真由、あんたはいい子でしょ。一つだけでも食べて、ね、食べて。
真由：私、いい子とちがう。いらん。
母親：栄養とらんと死んでしまうというのに、あんたはそれがわからへんの。
真由：栄養あるんやったら、お母さん食べたら。私は食べたくない。
父親：なんや、その言い方は。おまえに食べろ言うてるんやないか。
セラ：真由さん、だいぶ度胸出てきたね。言われたからといって、へなへなっとなる子とちがう。
母親：食べなさい。これを食べたらええんや。もう、この子は。口に入れてもらわな食べへんのか。
真由：いやや、言うたらいやや。
父親：いやでも食べろ。母さん、手を押さえといてくれ。口へねじ込んでやる。
母親：食べへんかったら、きょうは帰れへんで。
真由：やめて…。（泣き出す）
セラ：さあ、どうします。涙に負けて手を引きますか。こんなことくらいでは、真由さんは食べませんよ。

母親：食べなさい。食べてごらん。食べなあかんのや。（お箸できゅうりを口へ入れようとする）
真由：いや。きゅうりは食べたくない。（手で払いのける）
父親：食べなさい。おまえはなんでそんなに強情なんや、親の気持ちもわからんと！（手をあげる）
セラ：はい、そこまで。お疲れさまでした。

これでわかるでしょう。真由さんの根性の強さが。態度もどうどうとしてる。口もうまい、頭もよーまわってる。あっちへ逃げ、こっちへ逃げ。なにがなんでも負けるもんか、という根性。それがみえてきた貴重なセッションでした。

ひとこと言っておきますが、こういうことは家ではやらないでください。親子関係にヒビが入りますから。ここを出たら、今日親子でやりあったことは終わりにしてください。

こうして親子の意地の張り合いで、二回目のランチセッションは幕を閉じた。

## ●食べ物を拒否する気持ちが本音の自分

拒食症の子は、食を拒否することで「自分の我を通す快感」を味わっている。生きるか死ぬかをかけても、食べないという我を通すことは、本人にとって大事なことなのだ。ただそれを、食べることに関してしかできない。成長の過程で芽ばえてくるさまざまな我を、どうしていいかわからない。もっともっと自分を主張したい。自分を認めてもらいたい。自分の存在感をもっと大きくしたい。そんな欲求が心のなかで渦巻いている。が、現実にはそれができず、食の領域でのみ自分を主張している。

セラピストはまず真由に向かって話しかけた。

「好きなだけやせたらいい。死なんようにする安全弁だけは守ってくれたら、やせてていいんや。それを変に気をつかって『太らないかん。親に心配かけたらいかん』と、思ってないか。そんなん自己欺瞞や。自分を欺いている。自分にもっと正直にならんと。『誰がなんと言っても、太らないよ』。これが原点や。『それほどまでやせていたい』という本音の自分をみつめんと。やせたい気持ちを掘りさげんと。『やっぱりやせてんといやや。太るのいやや』。この気持ちから目をそらしたらあかん。そこで開き直ってこそ道が開ける。この気持ちからスタートすることができるか」。

真由はじーっと聞いていた。はじめはほこらしげに肘をついて上を向いていたが、しだいに頭をたれて聞いていた。

次に両親に向かって。「お父さん、お母さん、よくやっていただきました。どんなに二人が食べさせようとしても、真由さんは食べませんでしたね。ごっつい根性してる。見上げた度胸や。そういう根性の強い子やということを、忘れたらいけません。根性で拒食症になったし、根性でここから立ち直っていくんです。このすばらしい根性を伸ばしてあげないと拒食症は治りません。命の危険がないかぎり、できるだけ本人に主導権を取らせてあげること。気づかいから行動するんでなく、自分で考えて、判断して、自分がやりたいと思うことができるようになれば伸びてくるし、頭もさえてきます」。

## ●どうしたら真由は主導権がとれるようになるか

子どもが持って生まれた根性を伸ばしてやることが大切。それを可能にするのは、まず親子の会話で主導権がとれるようになることである。「言いたいことあるんやったら、どんどん言ったらいいやないの」と、親は言うが、意外とそれができない。拒食症（過食症も）の子は、「自分のことを言いたい、我を出したい、けど言ったらまわりの雰囲気を壊してしまうんじゃないか」と、気になって仕方がない。「気まずくなるくらいやったら、言わないほうがいい」というのが今までの生き方だったから。気づかうことで、自分の存在意義を作り上げてきた子だから。

一番の近道は、母親に毎日の生活記録をつけてもらうことである。セラピストは実際の親子のやりとりを読みながら、子どもが主導権をとれる会話の領域をさがしだし、親にアドバイスを出していく。家の中で母親は、アドバイスに従って子どもとの会話を進めていくうちに、二、三カ月もすれば、子どもの変化に気がつくであろう。地道な作業の積み重ねである。それでは子どもが主導権を伸ばしていける親子の会話とはどのようなものであろうか。実際の会話から二つの例をあげてみよう。

《例一．体重計を前にして母が会話をリード》

母親：真由ちゃん、体脂肪計つきの体重計買ってきたよ。
真由：え、買ってきたの。
母親：前から欲しい言うてたやん。どこにおく？
真由：うん、どこでも…。
母親：あんたが測るんやから、自分で決めようよ。
真由：どこがいいやろ…脱衣場にしよかな、それとも私の部屋に…。

この短い会話からもわかるように、母親が会話をリードしている。真由はあとからついて、返事をしているという形である。また体脂肪計つきの体重計にしても、真由が「お母さん、買ってきて」と言ってから、母親が動いたのではなさそうだ。母親の独断先行のにおいが強い。先を読んでいくと、さらにその傾向は強くなる。

母親：体重計、自分でセットできた？
真由：うん。（ため息）
母親：それ、いやなの？　真由にとって、またストレスになるんやったら、体重計しまってしまおうか？
真由：そういうわけじゃないけど…増えていくのみるんが恐いんや。
母親：そんな増えるっていうほども増えてないやないの。食事もカロリー計算も自分でやってるんやから。
真由：そんでも、きのう一〇グラム増えてたもん。
母親：こうしてほしいっていうことあったら、遠慮なく言うてね。コンニャクやワカメばっかりやったら栄養とれへんかと思って、お母さん、ついつい料理してしまうんやけど。真由が言ってくれれば、そういうふうに協力するから。
真由：うん。

「体重が増える、カロリー計算、栄養をとる」など、拒食症の人にとっては、身を切り刻まれるような言葉がどんどん出てくる。読んでいてハラハラするくらい、母親はしゃべり続けている。「なんとか娘の病気を治してやりたい。できるだけ協力したい」という気持ちがいっぱいなのはわかる。が、この会話の方向では逆効果になりかねない。真由が自主性を伸ばし、母親とのあいだで主導権をとれるようになるには、まだまだ母親へのアドバイスを重ねなくてはならない。

**《例二　親が話の流れを変えてしまう》**

次にあげる会話は母と子の何気ないやりとりだが、いったいこの会話のどこに好ましくないポイントがあるのだろう。

真由：お母さん、きょうのおかずなに？
母親：材料みればわかるでしょう。
真由：う？　あ、きょうもハンバーグか。
母親：あら、ハンバーグいやなの？
真由：べつに、いやっていうわけじゃないけど。
母親：じゃあ、オムレツにしようか。
真由：べつに、いいけど…。

どこからみても親子の普通の会話だが、こだわり性の子にとっては、こういうふうに話されると、話の腰が折られた感じで、なかなか会話が伸びにくい。感情や考えを先取りされ、自分の意見をまとめる間もなく母親が結論を言っているからである。子どものなかにイライラ感ややもやもや感が残り、やがては腹の底あたりで拒食（過食）衝動が渦巻くことになるだろう。こうしたどこにでもあるようなさりげない例を話すことで、たいていの母親は「確かに、このように言っています」と気づく。「本当にささいなことですが、こうした会話の修正を積み上げていくことで、娘さんの会話がもっと伸びると思いますよ」と、話す。

もちろん母親には母親なりの不安がある。親が黙っていると、なかなか娘のほうから言葉が出てこない。どれがいいか迷ってしまい、決心がつかない。時間ばかりがたって、あせってしまうなど。たとえばいっしょに買い物に行って、娘が「おいしそうだな」とみているとき、「食べたいんやったら、買いや」と、一押ししてあげないといけないように思う。「言わないと冷たく思われないか」などという不安が出てくる。こういう親側の気持ちもあり、なかなか状況を変えにくいのは事実である。

## ●地道に続けられた母親への日記添削

母親への生活記録（日記）を通してのアドバイスが根気よく続けられた。長年親しんできた会話パターンを変えていくのは、そうたやすいことではない。一回一回の軌道修正を積み重ね、次第に母親もこつを会得し始めた。と同時に、真由の会話もどんどん伸びてきた。はじめは日記の一行くらいの会話量だったのが、一年後の今では、五行、六行にも増えていた。改善のプロセスをかいつまんでお話ししよう。

**添削①**

お母様へ

日記添削をお送りいたします。日記をつけることはたいへんな作業ですが、続けていただいておりますので、たいへん参考になります。

まず、お母様の相づちですが、少しずつ良くなってこられました。それと同時に真由さんの動きが良くなっています。お母様の努力の賜と思います。特に、お料理をしている場面で、お母様に対して主導権を握って、あれやこれやと動いておられます。たいへん良い傾向です。このようなパターンが他の場面でもどんどん起こることが大切です。また、真由さんが迷っておられるときはチャンスです。お母様の辛抱強い対応で、自分で考え、自分で判断するという練習になるからです。今後もさらに相づちを徹底していただけますよう、よろしくお願いいたします。

**添削②**

お母様へ

日記添削をお送りいたします。まず、効果があがっている点ですが、買い物や食事づくりや外出場面で、真由さんが主導権をとっているところがあります。さらに、最終ページの十月十五日で、「ほうれん草がしなびている」ことで、ごく軽い批判をお母様に言われています。このような批判の言葉や、迷い、不安が出てくると良い方向にむかっていると言えます。が、まだまだ小さな芽ですので、この芽がぐんぐん育つよう、対応の工夫をお願いいたします。そのためには、相づちをしっかり打っていただくこと、会話の主導権や判断、結論は真由さんに任せることが大切です。よろしくお願いいたします。

## 添削③

お母様へ

日記添削をお送りいたします。まず、お母様の会話ですが、対応がだんだんと良くなってこられました。その効果として、真由さんが会話の主導権をとっているところが増えております。また、最終ページの三行目で「それはいやや、言うてるのに」と、珍しく真由さんが軽く批判を言われています。これは大きな進歩です。心のなかにある、いろんな不満や批判や意見がどんどん言葉で出てくることが解決の大きな鍵です。ここでさらに勢いをつけたいところですので、ぜひ相づちやオウムがえし（本人の言葉の繰り返し）に徹していただき、なるべくお母様がリードしないように対応してください。相づちはバリエーションが多いほうが効果的ですので、「ふーん」「へぇ」「あそうかー」「そうやったんか」「なるほどなぁ」「ほんまやなぁ」などいろいろお試しください。よろしくお願いいたします。

**添削④**

お母様へ

日記をつけたり、添削を読み直して生活の中で気をつけたりすることは、お母様にとってはしんどいことかと思います。ですが、真由さんの症状が良くなるためには必ず通らねばならない段階です。いましばらくがんばっていただけましたら、と思います。また、批判、不満などが出てきたときは、「そうやねぇ」「あぁそうやったの」「うん、そうしようか」、という感じで真由さんに同調してください。さらに効果が期待できます。

以上、よろしくお願いいたします。

会話の力が伸びてくると、必ずといっていいほど出てくるのが批判の言葉である。社会批判や他人批判はまだいいが、親批判の言葉は聞きづらい。つい「そうやない、こういうつもりでしたことや」と、言い訳をしたり「なに生意気なこと言うてるんや」と、制してしまったりしがちである。ここをぐっとこらえて乗りこえると、本人に会話の主導権をとる力がついてくる。

真由もこのようなプロセスを経て、次第に力強く自己主張ができるようになり、症状もゆるやかになってきた。体重も五キログラム増え、ふっくらとした感じがでてきた。

## ●それでも変わらない竹筒家族

数回にわたるランチセッションや日記添削による母親への会話指導を通して、食を拒否する真由の意志の強さも気持ちも両親は理解できるようになった。この調子でいけば、真由の拒食症からの立ち直りもそう遠くないように思われた。ところがなかなか変われないのが、拒食症の家族である。

「うちの家族は底のない竹筒のようや」と、真由は嘆く。どんなにアドバイスの水を注いでも、いつの間にか空っぽになっているという。なんといい表現だろう。「やっと変わってきたな」と思っても、ちょっと油断するとまた元の家族にもどっている。子どもがよくなってきたときに、特にこの傾向がみられる。何度も同じことが繰り返されるので、セラピストはときには無力感におそわれることがある。

よくなるように思われた真由の症状がまた下降線をたどり始めた。そこで両親に対してこれをくいとめる課題を出した。それは子どもの発言をもらさずそのまま書き留めることである。

《忘れっぽさ退治の面接》

セラ：それじゃ真由さんの言われる言葉を一語ずつ書き留めてくださいね。これは話し手の言うことをしっかり聞くというトレーニングです。意外に、自分の意見をさしはさんだりして聞けてないことが多いんですよ。真由さんもそのことを何度も訴えておられます。（両親にペンと紙を渡す）

真由：ほんまにちゃんとまちがえんと書き留めてや。うちの親は何回言うてもあかんのや。自分らの考えばっかり主張して。

セラ：いやー、真由さんもしっかりと意見が言えるようになりましたね。いいことです。

両親：このごろは、二人ともやられてます。

真由：なに言うてるの、一つもできてへんやないの。

父親：ちゃんと守ってるで。きのうも言うた通り、植木に水やっといたやないか。

真由：植木とちがうって。裏庭に咲いてるバラの花に水やるの忘れんといて言うたんや。

母親：バラやったらお母さん、おとついやったからええんとちがうか。

真由：なに言うてるの。咲いてる花は水をいっぱいほしがるねん。そやから毎日やらなあかんのや。ほんまに二人とも私の言うこと、ひとつも聞いてへん。

セラ：ストップ。ちょっと待って。今、私がご両親に与えた課題からかけ離れています。

真由さんが話されたことを一語一語書き留めるという課題でしたね。それが、ご両親とも言い訳、自分たちの意見を言うになっていますよ。

真由：家で、いつもこうやねん。そやから私、食べとうなったり、食べたくなくなったりするんや。

《両親のみの面接をもつ》

セラ：真由さんの心には、ご両親への不信感がまだ残っています。この親子の溝を埋めるのはたいへんなことですが、一番確実なことは、相手の言ったことをよく覚えておくことです。家でも書き留めるということはときどきやってみてください。「今日は聞いてくれたけど、明日は元通りや」。これが真由さんの言われる竹筒家族です。これでは拒食症から完全に立ち直ることができません。これを改善するための課題だと思ってください。

母親：なんでこんなにやせてることにしがみつくのでしょうか。食べるもんも食べんと。ずいぶん言いたいこと、言いたい放題に言うようになりましたけど。私なんか、毎日叱られてます。

セラ：まだ十分ではないんでしょう。きっちりした完璧性の性格ですから。納得するまでは許せないんで。今、真由さんの心のなかには二つの気持ちが葛藤しています。一つは「もっと自己主張したい。自分の人生の主導権を握って、人生を切り開いていきたい」という願望。もう一つは「両親にきらわれたくない。家のなかで認められる自分でい続けたい」という相反する気持ちです。真由さんこのごろよく言われますよ。「お母さんをこれ以上怒らせたらあかんと思うと、気ばかりつかってしんどい」と。

母親：え、そうですか。前はたしかにそんなふうでしたけど、今はできるかぎり、あの子の主張を受け止めるようにしてますが。

セラ：お母さんのお気持ちはそうでしょう。が、真由さんは「お母さんは私が主張を始めると『ハーッ』とため息ついたり、親同士がけんか始めたりするんです。だから不安で右にも左にも動けへんのです」とよく話されます。ここで気をつけていただかないと、元の黙阿弥になりますよ。「なんぼ言うてもあかんわ」という気持ちになると、また拒食の穴に引っ込んでしまわれます。いいですか、たしかに拒食症はよくなってきておられますが、崖っぷちでしがみついておられる状態には変わりありません。

父親：まだ安心したらいけませんな。わかりました。

本人が元気になると、親のほうもホッとしたり要求水準が上がったりする。自分たちの生活に焦点を向け、自分たちのペースで動き出す。これが本人にしてみると、たまらなく腹立たしい。我慢できないくらいむかつく。言えば事を荒立てるし、言わなかったら自分が自分らしく生きていけない。このジレンマで苦しむことになる。

このジレンマから逃れるにはどうしたらいいだろう。「自分を出さなくても落ち着いていられ、家のなかに波風を立たせずやっていける方法があるよ」と、拒食症の子は言う。「やせていさえすれば、自分のプライドが保てる。心ははればれする。やせてることは最後の自分を守る砦。だからこだけは誰にもゆずれないの」。

さて、真由の両親への不信感をぬぐう課題を親が実行することで、真由の拒食の状態に変化がみられた。母親の作った料理も一人前に近い量をときには食べられるようになり、再び体重が増え、安定してきた。

## 三. 拒食症から脱出する道に向かって

### ●拒食症を肯定的に受け止める

「やせてないと、自分じゃない」というこの意地とどうつきあっていくか。自ら「この意地を認めて自由にしてやらないと」という心境になれたら、この意地がこれからの人生を開くのだが。この意地がなかったら、拒食症の子は自分らしさがどこかへ隠れてしまう。「もっと太らないと、心配するやないの。もっと食べないと、死んでしまうんやで。太ったらもっと楽しい人生あるのに」と、親は耳にたこができるくらいに言う。そんなことわかっている、十二分にわかっている。それでも変われないということが拒食症の現実なのだ。

身体を精神が支配している。本能である食欲を抑えて、身体を極限まで追い詰めても妥協しようとしない。りっぱとしかいいようがない。すごい根性だ。その根性が求めているものはなんだろう。それは精神的満足だ。それが今まで得られていない。食を拒否してやせるということでしか得られていない。これが拒食症からの脱出にとって、最後に残された難問と言えよう。

「真由さんにとって、食べものを拒否することは、生きていくうえで必要なことではないですか。食べ吐きさえあれば、少々のストレスがかかってもなんとかやっていけるでしょう。あなたがお母さんの悪口を言いながらも、お母さんを慕ってる気持ちと、お母さんをかわいそうに思ってる気持ちがにじみでていますよ。相反する気持ちが同居してるから、苦しくてしょうがないと思います。食べて吐いて、拒食してこれでやっともっている。それでも『みんなに迷惑かけてる。申し訳ない』という気持ちがあるんでしょう。律儀な性格や。とりあえず心の居場所が要るよ。拒食と過食、まずはこれが真由さんにとって唯一の安住できる場所なんですよ」。セラピストは拒食症を肯定的に受け止める大切さを真由に話した。長年にわたり食べる食べないに苦しめられてきた真由は、すぐにはこういう気持ちになれないだろう。しかし、こう語られることで、拒食の心理を肯定する芽が次第に育ってくるのである。

## ●脱出には、親への信頼感と生活の主導権を握ることが必要

真由さんへ

お元気ですか。まず、あなたの問題は人間不信病。小さな約束を守る、守らないということをすごく大事にするあなたの気持ちを、お父さんお母さんがなかなか理解できなくて、あなたの不信病をつくってしまったと思います。本当はお父さんお母さんを大好きな気持ちが、まだどこかあなたの心の底に眠っているはずです。今でもときどきお父さんお母さんのことを気づかって、メロンパンを用意していたあなたのことを思い出します。

この不信感を癒すためには、少しずつあなたの信頼を得るように、ご両親がコツコツと積み上げることが本当に必要です。あなたは長い間この病気にかかっているので、「もう誰からも愛されてない。自分は迷惑ばかりかけている。死んだほうがましだ」と思うこともきっとあるでしょう。しかし、ここで焦ると大事なチャンスを逃します。〈せっかちさ〉はあなたの本来の持ち味でないと思います。真由さんはいろいろカッカすることが多かったので気短になっていると思いますが、本当はとてもゆったりと落ち着いているほうが、あなたの性にあっていると思います。

もう一つ、治るためには〈自分の思っている気持ちをお父さんお母さんに話すこと〉が大切です。それがしっかりできるようになると必ず治ります。必ずです。ただ、さきほども言った

ように、あなたは「言葉」に対する信頼感を失っています。「どうせ無理や」という気持ちに支配されていますから、そこが治す側としてもむずかしいところですし、あなたにとってても苦しいところでしょう。私はあなたの味方はいくらでもしますし、解決のお手伝いはいくらでもしますます。でもやはり今までのご両親への不信感、「ああ、また言っていたことと違うな」という小さな小さなことの積み重ねが、あなたの気持ちを傷つけてしまったのは、とても残念だなと思います。

しかしもう少し待ってください。お父さんお母さんも今本気で変わろうとなさっています。必ず解決できます。あなたがあきらめてしまわない限りは。そういう意味でこの手紙をあなたに送りたいと思います。

あなたは元々おとなしくない性格だと思います。それにくらべて、今は少しおとなしすぎると思います。小学校の時は自分がリーダーで皆を引っ張っていったのでしょう。そういうあなたが本来の姿です。ですから、家のなかでぜひ自分がリーダーシップをとるように、特に自分のことに関しては、自分が主導権をとるようにしてくださいね。今のあなたの仕事は、日常の何気ない生活で主導権をとることです。主導権ということがわかりにくかったらまた説明します。（後略）

●食べること、母親との関係、やせ願望の呪縛からとかれて

《治療終了に向かう面接》

真由：食べることにこだわることもあります。まだ残ってるんやなって。

セラ：人間関係はどうですか、友人関係とか。

真由：前なんかレストランでいっしょに食事したとき「残したら、相手がどんなに思うやろ」とかで頭いっぱいでした。このごろは「私、多いからちょっと減らしてくれる」って気軽に言えます。ずいぶん楽になりました。「食べたら太るから、食べるのイヤや」っていう気持ちよりも、楽しく食べたいなって思います。しゃべりたくなかったら、しゃべらんでいいって思ってます。

セラ：そうですか。だいぶ人づきあいのこつもわかってきましたね。一年前とくらべると、えらいちがいやね。だいぶ自信ついてきたでしょう。お母さんとの関係はどう？

真由：むかつくときは、その場で言ってます。お母さんも言い返してきますけど、また私も倍くらいいっぱい言い返します。なんかそれでわだかまりが残るということはなくなりました。

セラ：それはいい。安心できる関係になってきましたね。お母さんとは言いたいことが遠慮なく言えて、けんかもできて、仲直りも上手、そんな関係がいいですね。

## ●自分の夢を自信をもって語る

最終面接がもたれたのはカウンセリングが始まって四年後のことだ。三度の食事も普通にとれるようになり、体重もすっかり標準値で落ち着いた。真由は親元を離れアパレル関係の企業に就職した。毎朝、母親は真由のマンションにモーニングコールをかけて起こしている。夕方は仕事から帰って、その日あったことを電話で母親に聞いてもらうのが真由の一番ホッとできるときになってきた。

《治療終了間近の面接》

セラ：ずいぶんお母さんとの関係が変わったね。食べる話はもうしませんか？
真由：そんなことはないんですけど。それより職場の話を聞いてもらいたくて。
セラ：お母さんは上手に聞いてくれますか？
真由：うーん、わかってるんかなって思うときもあります。けど、聞いてもらってると思うだけで、ホッとできるから。それにお母さん機嫌が悪いなって思ったら、機嫌をとらなくてもいいんだなってわかってきて、ずいぶん楽に話せるようになりました。
セラ：それはいいですね。半年前とくらべるとずいぶん余裕ができてきましたね。もう自分を好きになれてるんじゃないですか？

真由：はい、以前よりはずーっと好きになりました。将来は服飾関係のデザインの仕事がしたいって、自分の夢もはっきりしてきましたし。

セラ：聞いていいですか。なぜ食べることを拒否してたのか？　なぜやせ願望にとりつかれてたのか？

真由：それは……自分をつかみたかったから。自分がこれだけはぜったいにゆずらないってものがほしかったんやなって、つくづくそう思います。自分がほしい物、自分の生き方、自分の夢、そういうものが私にもあるんやってことをアピールしたかったんやなって。それを食べることを拒否するってことにこだわって、その手段で主張してたんやなって。

セラ：そうですか。真由さんのそのこだわりが今のあなたを支えてるんですよ。

真由：就職活動しているときに企業の人が「うちはこだわりのある人がほしいんです。個性こそが大事です」って言われて、はっとしました。「ああ、いいんや。私、これでいいんや。こだわりのあることは、いいことなんや」って。

セラ：その通りです。こだわりを仕事に生かせていけたら、一番いいですね。

真由：「こだわりがなくて、要領のいい人は、意外にすぐやめてしまう」って、企業の人が言われてました。よーし、私はやめないぞ！　ここで自分のこだわりの花を咲かせるんだって、ひそかに燃えています。

「自分てこだわる人間なんやな。いいことにこだわるって楽しいな」と思えるようになると、拒食症も治り始める。拒食症になって、自分がこだわる人間だと気がついた。はじめはそんな自分がぎこちなく、すべてに後手にまわってしまう。が、やがて「拒食症がなにかにこだわる大切さを教えてくれているんだな」と、感じ始める。拒食症から脱出する道に向かって歩みだした人が、このように感じ始めるともう間もなく治癒のゴールである。

信じられないくらいふっくらとしてきれいになった真由。面接室でも両親の顔はずいぶんなごやかなものになってきた。母親からこんな言葉が出された。

「ほとんど会話のない生活だったんですけど、最近はずいぶん話し合えるようになってきました。一言、一言神経つかって、かたくて疲れる流れから、おだやかな流れに変わってます。アパレルの仕事の話もよくしてくれます。やりたい仕事をやれてはりがあるのか、疲れていても食べ物の話はしなくなりましたね。実家に帰ってきたときなんか、肩をもんであげてるといつのまにか寝てしまって、そのまま和室の私のふとんにゴロリ。ま、いいか、と私もいっしょに寝てます」。ここまでこれて母親の表情にも心の底からの安堵が浮かんでいた。

ここで今一度面接を振り返って、両親へのアドバイスをまとめてみたい。

### ●拒食症の子をもつ両親へのアドバイス

**アドバイス① 会話の記録をこまめにとることを最優先に**

娘が元気になってくると、つい忘れてしまうのが会話の記録。これがないと、セラピストは家庭での状況がわからなくなるので、適切なアドバイスを出すことができない。さらに症状を改善するチャンスを逃さないためにも会話の記録は必要である。

**アドバイス② 聞き役に徹すること、そしてわずかに親の意見も**

なにげない会話のやりとりを大切に。はじめは「親の意見は絶対に言わない」が鉄則だったが、本人の自己主張の力が伸びてくるにしたがって、多少の反論はあったほうがいい場合もある。子どもから「会話にのってくれるとうれしい」という言葉も聞かれだすと、足場が固まりだしたと言える。

**アドバイス③ 親が体重を気にして、食べることをせかさない**

本人は食べたくないときもある。親が心配して「あれ食べ、これ食べ」と、言わないように。食べることに関しては、あくまでも本人に任せる。心配があれば、主治医に相談を。「体重が○○キロになったら、入院です」という約束を本人と医師との間でしっかりと結んでもらう。親の判断で心配を増幅させないこと。

**アドバイス④ 主導権を子どもにとらせて**

勝負はついている。しかしここで油断せずきめこまかな対応を。短く相づちをうったり、返事したり、主導権を子どもにとらせて。子どもが自分のリズムでしゃべりだすと、どんどん頭が冴えてくる。しゃべる話題がいっぱい出てくる。こういう形さえできだしたら、どんな難問に出くわしても解決できる。

**アドバイス⑤ 元気になってきたからと、元にもどさないよう**

症状が良くなると必ずといっていいほど、本人から出てくる言葉がある。「私が元気になってきてるからか、お母さんまた元にもどってる」。たとえば「弟のことばっかりかまって」とか「脂肪のつかない油がきれたからって、また普通の油つかってる」など。

早口のくせが出てしまったり、テキパキ行動派の母親になってしまったり。こんなささいなことが気になって症状がぶり返しそうになるのが拒食症の特徴である。

**アドバイス⑥ 勝手に予定や段取りを変えない**

摂食障害の子は、予定とか段取りに人一倍敏感。こんなエピソードがある。

「『あした、お母さんデパートに行くけど、真由どうする』って聞いてくるの。だってデパートは土曜日に行くって約束してたじゃない。なんで勝手に変えるの。なんかむしょうに腹がたってきて。でもそんなことでお母さんに文句言うのかわいそうだから『うん、いいよ』って言っといた」。この後、食べたくなったり、食べなかったり。過食、拒食の症状がちらちらしだす。

予定を崩されたり、自分で組んだ段取りを狂わされたりすると、非常にいやがるということを忘れないように。

# 第二章 過食症・拒食症と家族の関係

## 一・からみあう家族が症状に影響を

過食症・拒食症のクライエントを治療していて思うのは、なぜここまで家族の言動に影響を受けるのかということだ。良くなりかけていても、父親の一言で崩れ、過食に逃げ込んでしまう。姉のちょっとした反対意見をきいただけで、ショックを受け立ち直れない。母親が少し強い語調で返事をしただけなのに、もう朝起きられないくらいの衝撃を受けている。どんなに過食症・拒食症そのものの治療がすすんでも、また自分の好きなことや生きがいなどがみつかりそうになっていても、家族の影響のまえにはひとたまりもない。

「親は恐い、きょうだいは重苦しい、私は自己犠牲ばっかり」。子どもはそう思い、過食・拒食行動に逃げ込んでいる。一方、親は「おろおろはらはら、一喜一憂させられ通し、気をつかってばかりで腫れ物にさわるよう」と、疲れはてている。過食症・拒食症の家族は本質的には家族思いのメンバーが多く、互いが思いやりと気づかいでからみあっている。それだけに一つ歯車が狂いだすと、ことごとくちぐはぐになってしまうようだ。

家族のもつからみあいの複雑さに「もうこの家族はだめかな」と、治療者でさえあきらめムードになることがある。しかしそのような家族でも、ねばり強く当センターの治療を受け、地道な努力を続けていくと、面接の回を重ねるごとに確実に変わっていく。過食症・拒食症の治療を共通の土俵にして、親子の関係が改善していくことを何度も体験した。お互いに気づきや発見があり、明るい笑い声に包まれるときも少なくない。多くの立ち直っていったクライエントとその家族をみるにつけ、「絶対にあきらめたらあかん!」が、過食症・拒食症の治療の要であることがわかってきた。もちろん適切な相談機関にかかっていてこそ言えることだが、暗礁のなかにこそ立ち直るヒントが隠されている。

## 二、症例にみる親子のからみあい

### 母親に文句が言え、けんかできだしたことが立ち直りのきっかけ

朝子（二十五歳、過食歴八年［来所時］、入退院四回）、母親（小学校の教師）

#### ●「良い子でいないと捨てられる」

小さいころから「朝ちゃんはほんとに良い子だね」と、お父さんお母さんから言われて育った。「手伝いもよくしてくれて、助かるよ」「妹のことお願いね」という母親の言葉をうれしさ半分重さ半分で受け止めていた。「お母さんは仕事でたいへん。だから私が少しでも良い子でいたら、お母さんは助かるんだ」という意識で動きだしたのは、小学生の高学年からだった。しかし「良い子」はいつまでも続かない。だんだん自分で作り上げたレッテルに耐えきれない思いがしだした。

朝子が過食症になったのは高校二年生（十七歳）のとき。クラブ活動のコーチから「朝子、このごろちょっと太りぎみよ。もう少し体重減らそうよ」と、チームメンバーの前で言われた。新体操の選手としては確かにこのままでは動きにくい。「クスクスッ」と笑うチームの人たちの声。泣き

べそをかきながら帰ってきたが、朝子はそのまま家に入ることができなかった。「私が泣いているのをみたら、お母さんはどう思うだろう。心配させてはいけない。がっかりさせてはいけない。私はいつも元気で明るい朝ちゃんでいなくては」。そう思い直して涙をふき、笑顔をつくって家のなかへ入っていったという。

それから朝子のやせるためのダイエットが密かにスタートした。「やせたい、やせて私を笑ったあの子らを見返してやりたい」。そんな思いがぐるぐると頭のなかを駆けめぐる。まったく同じ比重で「お父さん、お母さんに心配かけたらいけない」という思いもあった。小さいころから親に「良いことは言うが、いやなことは話さない」で、通してきた。「良い子でないと捨てられる」。父も母もそんなこと一度も言ったことはないのに、朝子はなぜかこの思いをずーっと両肩にずっしりと感じていた。

朝子の完璧なまでに遂行されるダイエットはいつしか拒食症に、その三カ月後には反動で過食症にと転回していった。

### ●母親に当事者意識が芽ばえだした

面接がすすむにつれ、母親も自分の認識の浅さに気づきだした。「娘が病気。私たち親は、つきそってきているだけ」という考えから、「過食症は家族、とくに親との関係が大きく影響している。

私たちも治療の対象なんだ」という当事者意識へと。「娘が過食症から立ち直れるなら、どんなことでもします。先生、アドバイスよろしくお願いします」と、母親の真剣な思いは伝わってきた。

母親には〝毎日、A4レポート用紙に二枚程度、会話をできるだけありのままに記録してくる〟という課題が出されている。はじめは一週間たっての面接なのに、一～二枚程度しか提出されなかったが、それがどんどん増えてきた。内容もきわめて忠実に、一生懸命思い出して書いた跡が感じられる。そんな記録のなかから、症状を改善するための重要なヒントが浮上してきた。

## ●母親と朝子は正反対のタイプ――これが過食の引き金に

朝子が崩れてまたまた過食に走る場面を取り出してみていくと、一つのパターンがあることに気づく。タイプがちがうのだ。母はテキパキ行動派でおおざっぱ。娘はこまやかでデリケート。母親がさほど気にせず、ポーンと投げかけた一言が、朝子の胸にはグサッとささるきつい一撃だったりする。デリケートで母親への思い入れが深いだけ、なにげない一言でも朝子は強く感じることがわかる。毎回提出される生活の記録は、あきらかに母と子のタイプのちがいが、過食衝動に影響を与えていることを物語っていた。このちがいにまずは気づいてもらうため、一つのエピソードをあげてセラピストは説明した。

### ●豚ヒレと豚バラの違いが大問題

豚ヒレは赤身ばかり、豚バラは脂身が半分くらい混じっている。この豚肉のちがいをめぐって交わされたやりとりをみていくと、母親と朝子のタイプが正反対であることに気づくであろう。おおざっぱな母親の対応が、こまやかなタイプの朝子にイライラを引き起こし、それが過食の引き金になっている。

《日記を参考にして》

朝子は過食症から立ち直りかけていた。今まで引きこもっていた自室から出て、顔を洗ったり、パジャマを着替えたりできるようになった。「朝、目が覚めたら窓をあけて、三回深呼吸してみましょう」。引きこもって部屋から出てこないころ、セラピストが出したアドバイスはこれだけだ。「三回深呼吸できました」「そう、できたの。よかった、よかった」。こんなやりとりが交わされだして一月後、朝子は夕飯の手伝いもできるようになっていた。

朝子：お母さん、今晩の夕食私がつくってみようかな。これ買い物リスト。書いてみたの。買ってきてくれる?

母親：え、ほんと。無理せんでいいよ。でもうれしいね。これを買ってくればいいんだね。わかった。

母親は予期せぬ娘の申し出にとまどいながらも、うれしさを隠せなかった。「こんなに早く元気になってくれるなんて」、そう思いながらスーパーの精肉売場へ。ところが豚ヒレがみあたらず、バラ肉のパックがいっぱい並んでいる。「どうしよう、困ったな」。そうつぶやきながらも母親は、「ま、いいか、バラ肉でも。おなじ豚肉なんだがら」。母親は気軽に判断してバラ肉を求めた。

スーパーの袋を開けてみて朝子はびっくり。脂身がいっぱいついた豚バラ肉が。

朝子：お母さん、これちがうじゃない。私、豚ヒレって書いてたでしょう。
母親：ああ、でもなかったの。同じ豚肉だから、なんとかなるでしょ。
朝子：お母さんたら、もう知らない！（袋を投げ捨てるように置くと、自分の部屋へかけ込んだ）

朝子は頭のなかがごちゃごちゃになるくらい混乱していた。『お母さんはなにも私のことわかってくれてない。なんで私がヒレ肉でないといけないか。毎日太りたくなくてカロリー計算までして夕飯食べてるのに、こんな脂身のついた肉を平気で買ってくるなんて。いつも夕飯の手伝いをしているから、私がどれだけ食べる物に神経をつかっているかわかってくれてると思っていたのに。もういや、お母さんは、私のことなんか気にしてくれてもいないんだ』。自室にかけ込んだ朝子は部屋から出てこなかった。もちろん夕飯の支度をするどころではない。これだけの怒りが母親にむけてストレートに出せたら、スーッとして過食に走ることは避けられたであろう。「母親を傷つけたくない」という長年の習慣から、朝子は口に出して言えなかった。

深夜みんなが寝しずまってから、そーっと台所に行き、冷蔵庫のなかから食べ物を取りだすと、次から次へと食べまくった。「お母さんのバカ、お母さんのバカ」と、泣きながら朝子は食べ物を口に詰め込んでいた。

## ●また過食の生活に明け暮れだす

この出来事のあと、朝子の過食症はまた元にもどってしまった。「お母さんはなんも私のことわかってくれてない」と、不信感もまたまた強くなっていた。聞いただけではなぜそこまで朝子が傷ついたのかわからないであろう。母親も「わかりません。ヒレがないから、バラでいいかなって思ったんですけど。いけなかったんでしょうか」と、理解できないという表情だった。

「やせ願望」にとりつかれている過食の人は、食べ物に強い関心を持っている。とくにカロリーの高い食材は意識して遠ざける。「太りたくない」という思いが常にあるからである。治療がスタートして半年が経過、そのあいだに朝子の母親への感じ方も変わってきていた。こだわる自分の本質を出してもだいじょうぶ。お母さんだけは私のことをわかってくれている。母親に対して芽ばえつつあった安心感。「良い子でなくても、受け止めてくれる」という信頼感も芽ばえつつあった。それが今回の出来事で「お母さんは、やせたいと思っている私の必死の気持ちを、かけらもわかってくれてないではないか」という悪いほうの気づき。その落差にがっくりきたのであろう。朝子は過食に走って忘れ去り、心のバランスを取りもどすしかない状態に追いやられたのである。

こうした朝子の繊細な気持ちをいかにもらさずキャッチするか。ものごとをテキパキと処理するのが持ち味の母親にとっては、むずかしい課題である。もちろん母親ばかりでなく子ども側にも「タイプのちがいから母親の判断はきているのであって、決して自分をきらいだからではない」という判断をしてほしい。とはいえ過食症における治療の第一段階という観点からみると、まずは母親側が自分のおおざっぱな網の目を少し小さくして、娘の繊細な網の目に合わせるという努力が必要となる。幸いにも朝子の母親は、この説明をしっかりと前向きに受け止めてくれた。

## 小さな「ノー」の字だけが三つならんで

あまりにも「良い子でいないと」という意識が強いため、ちょっとした反対の気持ちも抑え込んでしまい、「うん、それでいいよ」とあわせてしまう。家族の気持ちや都合を最優先させて、自分はいつも後まわし。長年にわたるこの習慣が、朝子にマイナスの気持ちを言葉で表現するということをできなくさせていた。

「自分の気持ちのなかで『ノー』を言いたいときはありませんか？　気づいたら、それをノートに書き留めてください。来週の面接までいくつ書けるかな。多いほうが治りやすいですよ」。セラピストは課題を出すときに「ノーが多いほうがいい」と、わざとつけ加えた。朝子の場合、あまりにも自分のマイナス感情を抑制することが習慣化しているので、かなり強く意識しないと出てこないだろうと判断したからである。

二週間後の面接で朝子がさしだしたノートを開いて、セラピストはびっくり。Ａ４ノートに小さな字でたった三つ「ノー」の文字だけが書かれている。「あのね、ノーというのは気持ちの問題でね。字を書けばいいというんではないんですよ。どんなときにお母さんに対して『ノー』つまり『いやだ、私はこうしたい。それはしたくない』という気持ちをもったかということを書いてほしいんです。わかりましたか」。セラピストはズシッと両肩に重荷を乗せられたように感じた。過食症の治療において、自分の感情に気づけない人が一番治しにくいということが経験からわかっていたからだ。

## ●会話のなかで「ノー」がみつかりだした

一カ月後の面接で出されたノートには、親子の会話が書かれていた。「ノー」とは、母親に対する文句、批判ともとれる。

「ノー」①

母親：朝ちゃん、これいただいたんだけど食べる？（菓子折をみせる）
朝子：あのね、お母さん。私ね、お菓子みたら過食したくなるの。だからみせないで。

「ノー」②

朝子：お母さん、なんで朝ごはんのとき呼んでくれなかったの？
母親：朝ちゃん、まだ寝てるって思ったから。起こさないほうがいいかと思って。
朝子：あのね、こないだ私三度の食事をきちんととるって、面接のとき話し合ったじゃない。それ忘れたの？　ちゃんとおぼえといてよ。

「ノー」③

母親：朝ちゃん、お母さん午後会議があって、帰り少し遅くなるんだけど。
朝子：いいよ、私自分でなんか作って食べるから。
母親：そしたらお父さんのもいっしょにつくってね。頼んだよ。
朝子：お母さん、いいかげんにして。私がなんでお父さんのもつくらなきゃいけないの。自分のつくるだけでせいいっぱいなのに。余分な食べ物みるだけで、過食したくなるのよ。なんべん言ったらわかってくれるの。

だんだんと「ノー」がしっかり、はっきり言えだしている。母親に対してにこにこしながら「イエス」しか言えなかった朝子だが。セラピストは母親にも、生活のなかで「ノー」がみつかり、しっかりと言えだすことがなによりも今は大事であることを説明した。母親からも「なんか文句ばっかり言われてるようで心配しましたが、これでいいんですね。文句でも怒りでも、この子が良くなるためなら私はいいんです。我慢します」と、前向きの答えが返ってきた。

自分はなにがしたいのか、したくないのか、なにが好きか、きらいか、まず自分自身を知ること、つかめることが治癒への第一歩。これができだすと必要以上に相手への気づかいをしなくてもよくなる。次にそれを身近な人——母親が一番言いやすいが——に遠慮なく出せることである。この課題を通して朝子は少しずつ母親に対してしっかりと「ノー」が言えだした。母親の言動に対してなにをしっかりと受け止め、なにをさらっと流すか。また自分を主張すべきときはいつかなどが、わかるようになってくる。そのうちに親の配慮がなくても、子どものほうでも上手に「ノー」が言えるよう成長することが望まれる。が、これは治療の第二段階に入ってからのことになろう。

### 「お母さんはぜったい私を見捨てない」

「朝子さん、えらい。お母さんとけんかができるようになりましたね」と、生活の記録を読みながらセラピストは言った。朝子は母親のほうをちらっとみてからこう言った。「お母さんはぜったい私を見捨てないってわかってきたから。私が反対のことを言っても、文句を言っても、お母さんは私のことを受けて止めてくれるし、わかろうとしてくれる。そんなお母さんの姿をみて『ああー、言っても大丈夫なんだ』って。ね、お母さん」。

もう遠慮なく母親の顔をのぞき込んでいる。母親も苦笑いをしながら「いいよ、いいよ、いつでもなんでも言ってくれて」と、返している。「私もはじめはしんどかったです。でも回を重ねるごとに、いかに私が母親としてこの子をみていなかったかに気づいてきました。この子が元気になって過食症が軽くなっていくのを目の当たりにして、しみじみと思います」。「過食症にとって、やっと治る道筋に入ってきましたね。母娘の信頼関係が築かれつつあります。大きいですよ」と、セラピストも一安心のコメントを出した。

### 治療の第一段階が終わる

日記を読んでいくと、このごろはどのページにも子どもが母親に対して、かなり言い返している場面が書かれている。そして仲直りも少しずつ上手になってきている。親子の信頼関係の基盤が、お城の石垣のようにしっかりと築かれてきたことがわかる。いよいよ治療の第一段階が終わりに近づいてきたと言える。第二段階は「子どもの成長」をいかにうながして、人間関係の力を育んでいくかである。

## 三．親は立ち直りの最大の協力者

### お母さん、お父さん、私の言い分も聞いてね

●「親は子どもにとって強い存在なんやで」

「お父さんとお母さんにわかってほしいことがあるんや。親は自分らが子どもに対して、どれだけ強い影響力をもっているのか。子どもの生死を左右するくらいの影響力をもっているのか。親というだけで、すごく強い存在なんやで。わかってほしい。そうでないと自分らなんも気づかずに、子どもずたずたにしてるんやで」。過食症と引きこもりに四年間苦しんだ直子（二十二歳）の言葉である。

治りかけてはまた崩れ、また立ち上がっては崩れる。拒食症・過食症からの治癒はこの繰り返し

である。なぜこんなにも同じことが繰り返されるのだろうか。一番多いきっかけは親との関係。親のさりげない一言で傷つき、ちょっとしたしぐさで怒りを覚える。「あーあ、お母さん(お父さん)は、やっぱり私のことわかってくれてない。うわべだけでしか、私と私の過食を理解してない」「お母さん、きらい。無神経だから」「お父さんは恐い。大きな声を聞いただけで、身がすくむ」。こんな言葉が子どもからよく出される。そして必ずそのあとにくる過食や拒食の衝動。

しかしその逆もまた真なり。そんなお父さん、お母さんが面接治療がすすむにつれて変わってくると、今度は大きなプラスの力となる。立ち直りにこれほどありがたい協力者は世界中どこを探してもいない。「親に心配かけたくないから、一人で治したい」。はじめはこう主張してやまなかった本人だが、やはり個人では限界があり、やがては親の参加を承諾することになる。直子の場合もはじめは個人治療でスタートし、途中から両親が参加する家族治療に切りかわった。親が面接に加わり、困難に耐え、こつをつかみだすと、鍵穴にぴったりの鍵がみつかったように治療は進展しだす。

親のどんな言動が子どもを傷つけ、過食・拒食衝動を引き起こすのか。また逆にどんな言葉がけや心づかいが、立ち直りの力となるのか。親自身にはなかなかわかりにくいので、いくつかの症例をとりあげ、面接の場面や書かれた日記をもとに紹介しよう。

## ——お母さんへのアドバイス——

### ●母親の対応が大きな力

①「好き、きらいがはっきり言えるようになったね」

過食症・拒食症が良くなっていく道筋では、しだいに本人の好ききらいの感情がはっきりしてくる。今まで「人に合わせる」「周りの雰囲気を優先する」という傍目にはおとなしい良い子だったが、次第に変わってくる。こんなときこそ母親の役割は大きい。しっかりと聞き役になって、子どもの言い分を後押ししてやる。「へー、そんなんが好きなの。ええやないの」とか「あんた、それがきらいやったん。はっきり言えるようになったね」とか。その反応をみて子どもは「ちょっと不安やったけど、これでええんか。よし、がんばるぞ」というふうに、さらに感情を盛り上げることができる。この盛り上げる力が過食症・拒食症に立ち向かう原動力に変わっていく。まずは浩美（三十歳、過食歴十年）や真理（十六歳、過食歴一年）のケースを紹介しよう。

②母親がおかずの盛りつけを目の前で——「これがつらいのよ」

浩美：お母さん、私が今食べたいモードに入ってるってわからないの？　冷蔵庫を開けたり閉めたりしてるでしょ。それなのに、あんなにたくさんの焼きそばをお皿にもったりして。

母親：ああ、あれはお父さんのだよ。お父さん豚肉いっぱい入れた焼きそばがお好きでしょ。
浩美：それはいいの。だけど私の目の前で盛りつけることないでしょ。すぐ台所から出て行くんだから。ちょっと待ってくれてもいいでしょ。
母親：浩美ちゃんは朝ご飯もまだ食べてなかったでしょ。だから残りのを食べるといいと思って、たくさんつくったんだよ。
浩美：なに言ってるの。問題のポイントがちっともわかってないのよ、お母さんは。過食モードに入っているときは、一口のご飯でも引き金になるの。何度言ったらわかるの。私が食事をコントロールしようとがんばってるのがわからないの。お母さんのばか！

③「お母さんの仲直りの言葉が一番うれしい」

このあと浩美はずいぶん後悔した。「あーあ、ひどいことをお母さんに言ってしまった。お母さんは私のことを思って用意してくれていたのに。私はお母さんのこと『ばか！』って怒鳴ったりして。お母さんきっと怒ってる。もうだめだ」。ふとんをかぶってじーっとしていた。そこへ母親がやってきてやさしく声をかけてくれた。「浩美ちゃん、さっきはごめんね。お母さん、気がつかなくて。浩美ちゃんがご飯を食べてないことだけが気になって。ちょっとくらい食べないとって思ったんだよ。悪かったね」と。

この言葉がけで浩美はふとんから出て、動きだした。台所に入って残っていた焼きそばを食べて洗い物も全部やってしまった。浩美は心のなかで「お母さんは、ぜったい私を見捨てない。どんなにひどいことを言ってもだいじょうぶだ」と、何度も繰り返していた。母親の思いやりの言葉が立ち直りの力になったのである。

④「食べ残したものを、目につく所におかないで」

食べて食べて、胃がはちきれそうで痛くて、でももどせない。太る、つらい。「過食で食べ残したものを、目につく所におかないで」って、あれだけ頼んでいたのに。お母さんたらまた置きっぱなしにしてる。夜中に台所に入ると、食べ残したプリンが冷蔵庫に入ってるじゃない。「あ、このプリンは過食で残したあのプリンだ」と思うと、もう過食モードに火がついて止められない。胃が破裂しそうに痛い。「どうして残したプリンを冷蔵庫に入れとくの！　お母さんのせいで過食症になってるんだよ！」

過食で食べ残した物はできたら捨ててしまいたい。「もったいない」と思うのなら、本人の目につかない所にしまっておこう。目に入ると「あ、あれはあのとき過食して食べ残したものだ」と、思いだす。それがまたあらたな過食の引き金になるので、残しておかないほうがよい。

⑤「そんな大きな声でブラウスのサイズを言わないで」

真理はテニスの合宿を控えていた。着ていく服をえらびに母親といっしょにお店へ入った。うれしそうにはしゃいでみていたのに、急に機嫌を悪くして帰ってしまった。なにがいけなかったのか。母親はきつねにつままれたような表情で一人お店に残された。

真理：あの店員さんの態度悪いね。「早く決めてください」って言ってるみたい。
母親：どこにでもいろんな人がいるから、気にしなくていいよ。
真理：このブラウス試着してみようかな。それともこっちがいい？
母親：とりあえず着てみたら？
真理：（着てみせる）お母さんどう？　ちょっと腕のあたりがきついけど、どうかな？　いけるよね。
母親：それは小さいんじゃない。ほらこっちのLサイズのでないと。
真理：お母さん、なんでそんなに無神経なの。母さんはお金さえ出せばいいと思ってるんじゃないの。
もういらない。私、帰る。

真理はイライラ。家に帰ってから過食に走り、その日は部屋から出てこなかった。やはり母親の「Lサイズ」の一言が真理の心を傷つけてしまったようだ。少しでも細くみられたい。少々無理してでもワンランク小さめのを着たい。必死の思いで試着している真理の気持ちが母親にはわからなかったようだ。それに大きな声で「Lサイズ」と言われたのも、ショックだった。店員さんや他のお客さんに聞こえはしないかと、真理はビクビク。繊細な傷つきやすい過食を抱えた娘の心に、母親はもっと気をつけよう。

⑥「『もっとつらい人いっぱいいるよ』と、言わないで」

いっぱい食べるのに、うまく吐けない。もう二時間もかかって吐いてる。「お母さん、もう私死にたい。過食したくないのに、食べてしまう。こんなにつらいのいや」って泣きついた。お母さんは「もっとつらい人はいっぱいいるよ。それに拒食症より過食症のほうがまだましだ」って言う。私の今の苦しい状態を、お母さんはわかってくれてないとしか思えない。

⑦「面接の話を電車のなかでしないでね、お母さん」

面接を受けて帰りの電車のなかは、人がいっぱい。私、聞かれたくなくてお母さんにごしょごしょ話してたんです。なのにお母さんたら「食べるのが止まらない」とか「下剤はやめたら」とか、大きな声で。たとえぽろっとでもその一言で私はすごくイライラしてしまうの。だってさっき面接で、「こまかく私の感情をみてあげてください」って、言われたばかりじゃない。どうしてわかってくれないんだろう。もうお母さんと治療の面接受けるのいやだ。

⑧「なにかあるとすぐ過食のせいにするお母さん、きらい」

「きょう学校休みたい。おなかの調子が悪い」。「ほら、ごらんなさい、過食のせいよ。そんなに食べたら胃をこわすって言ったでしょ」。「立つと足がふるえる感じがするんだけど」。「お菓子ばっかり食べるから、ビタミン欠乏症よ。過食ばっかりしてるから」。こんなふうに、私が「体調が悪い」と言うとすぐ過食のせいにする。もうお母さんにはなにも言いたくない。

⑨「ふつうの人が食べる一人前の量がわからないのよ」

だいぶレストランでも友だちと食べられるようになった。それはうれしいけど、本当は一人前がどれくらいなのか、私にはわからない。それでお母さんに「晩ご飯のときにね、お母さん一人前もりつけて」って頼んだ。そしたら「自分で決めて食べなさい。だいぶ良くなってきてるんだから、お母さんを頼らないで」って。わからないから頼んでるのに。もっと私の言うこと、聞いてよ。

**注**：このように母親に「○○してもらう」という行動をよしとするのは、すべてにあてはまるものではない。母親に依存しすぎるというくせにはまってしまう恐れもあり、母子関係がこじれるきっかけになることもある。また本人がまわりに配慮を要求しすぎることにもつながる恐れもある

ので、セラピストのバランス感覚が大事である。

⑩「昼ごはんのお弁当を、お母さんと食べるのが楽しみになってきた」

お母さんの仕事が今日はお休み。そんな日はドライブに連れ出してくれる。近くのコンビニでお弁当を買っていくの。本当はだれかと食べるってつらいし、外で食べたら吐けないから、食べたくないんだけど。でも一週間に一度だけ、がんばって外で食べるの。

はじめはつらかったけど、このごろは楽しみ。それにお弁当ってきっちり一人前だから、量に気をつかわなくってもいいから好き。

ちゃんと食べたら「今日は残さず食べられた。えらいね」とほめてあげよう。外で食事が楽しくできだすことは、大きな進歩だから。

⑪「私がよくなると、お母さんたらすぐ自分のペースで動いてしまうの」

これは本当によくあること。子どもの過食が落ち着いて、学校や職場にも通えるようになると、親はほっとしてすぐ自分たちのペースで動いてしまう。涼子（二十二歳、過食歴七年）の母親もその一人だ。セラピストは、涼子の母親にあてて手紙を書いた。

お母さん、ちょっとペースが早すぎませんか？　涼子さんはたしかに元気になってこられました。過食も一日一回、前よりずいぶん減りましたし、生活のリズムに組み込まれた形で落ち着いてきました。

でも気をつけていただきたいことがあります。涼子さんはまだまだ自分のペースがしっかりつかめたとは言えません。すぐ本人のペースを尊重するということを忘れて親のペースや判断で動かれると、涼子さんはとてもしんどいと思います。「今日は遅刻かな」と思っても、「早く起きなさい、おくれるよ」とせかすのではなく、「いいよ、毎日がんばってるよね。今日くらいゆっくりしてもいいんじゃない」といった対応をしてあげてください。

〝急がば廻れ〟を頭において動かれるようお願いいたします。でないとまたまた涼子さんは、引きこもり過食の状態にもどってしまわれるかもしれません。ご配慮よろしくお願いいたします。

⑫母親へアドバイス「兜の緒をしめなおして」

涼子が初めて当センターへ治療を受けにきたときは、すでに七年間過食症を患っていた。もちろんあちこちの病院や専門機関をまわっており、カウンセリングも受けていた。ところがどの治療機関も涼子の過食症に有効な手だてを施すことができなかったようである。その涼子が当センターで家族療法による治療をスタートして一年。まだ過食症は完治していないが、バイトをみつけて働きだすという状態にまで改善した。

非常に大事な岐路にさしかかったと言える。しかし油断はできない。これから次の三つのポイントが考えられる。

- このままスーッと上昇気流に乗ってよくなっていくか。

- いやまたまた急降下して元の黙阿弥状態か。

- 良くなりはするが低空飛行のまま膠着状態になるのか。

この三方向のどれに向かうかはまだはっきり言えない。親の対応、子の対応如何によっては良くもなり悪くもなる可能性をふくんでいる。それゆえ良くなりかけたときこそ、親は兜の緒をしめなおす必要がある。

良くなっているようにみえるが、まだまだ不安定。涼子は外出もできだしたし、友だちの家にも泊まれるようになってきた。しかし必死でがんばってやっとできている段階である。それだけに一分の余裕もない。余分のしんどさがかかったり、母親や他の家族メンバーの要求水準があがっていたりすると、とつぜん墜落状態になるおそれは十分にある。それだけに次の点をしっかりと守ろう。

- 今まで以上に涼子の言うことには耳を傾ける。(聞き役に徹する。すべてに手を貸すことではない)
- 生活の記録も今まで通り書いて、面接の前に送る。
- 少々のはみだしは大目にみて、自分たちの意見を先走らせないように。
- 現在みえる状態より、実態は多少悪い状態と思って対応する。(要求水準をあげない)

## お父さんへのアドバイス

### 過食症・拒食症の娘にどう接したらいいか

父親は過食症・拒食症の娘に対し、どう接したらよいのか。よく問われる質問である。だいたいにおいて治療面接への父親参加を、本人がいやがる傾向がある(もちろん例外はあるが)。「お父さんがいると、話せない」「お父さんとおなじ空気を吸いたくない」という娘の拒否発言で、面接室から待合い室へ出ることを余儀なくされる父親もいる。

当面は「見ざる、言わざる、聞かざるで」とアドバイスを出している。ふだんは知らん顔をしていて、本人がなにか言ってきたときだけ、しっかりと耳を傾けて聞いてあげるという姿勢がいちばん無難のように思える。「かまわれると、うっとうしい」「お父さんはなにもわからないくせに、指示的なことを言う」といった発言はよく聞かれる。どうしても症状に関しては専門知識や娘の日常の情報不足から、良かれと思って言った言葉が的はずれだったりするからであろう。

それでいて本人は、誰よりも父親のしぐさや発言に敏感に反応する。家長的な物言いやふるまいを、妻である母親がすんなり受け止めているのに、自分は「許せない」といった過激な感情でとらえたりする。ちょっとした言動に動揺し、過食・拒食へ衝動的に走ることがよくみられる。親側からすると「針小棒大な受け止め方」としか思えないことなのだが、本人は真剣である。

### ●過食・拒食衝動にも、立ち直りにもつながる父親のふるまい（子どもの言葉から）

①「着替えくらい自分で出したらええのに」

風呂場からいつもお母さんを呼ぶ。「おーい、着替えもってきてくれ」って。その声を聞くたびに腹がたつ。毎度のことやから、自分でタンスから出して持っていっとけばすむことじゃん。なんでいちいちお母さんをつかうんよ。イライラして食べたくなるの。

②「電話になんでお父さんは出えへんの」

ほら、電話のベルがなってるやん。いつも出るのはお母さんや。お父さん、自分の横でなってるっていうのに、なんで出えへんの。お母さんご飯のしたくで台所にいるっていうのに。これっておかしいない？　私だけやろか、おかしい思うん、なんかイライラするわ。

③「テレビのチャンネルって、お父さんのものやないやんか」
あのね、私がみてる番組なの。なんで座ったとたんなにも言わずチャンネル変えるの。野球なんか、誰がみるっていうの。お父さんだけやのに。お母さんもお姉ちゃんも、九時から始まる連続ドラマを楽しみにしてるっていうのに。お姉ちゃんと私がチャンネル争いしたら、いつも怒ってるやん。「仲良くしなさい。けんかしたらだめやぞ」って。お父さんに言いたい。「チャンネル変えるとき、一言聞いてくれませんか。私だってみたい番組あるんですから」。でもこれが言えない。のどまで出かかっても言えない。だってお父さん、恐いもん。スーッと立って部屋にもどるだけ。そして過食するの。

④「過食しているとき、台所の戸を開けないで」
私、台所で食べてたの。もちろん過食よ。今までは自分の部屋でこっそり食べてたんやけどね。いわゆる「隠れ喰い」っていうやつよ。カウンセリング行きだして、このごろ警戒心もうすれたし、お母さんがいても平気で食べられるようになった。「いい傾向です」って先生が言うてくれはって、よけいリラックスできだしたんや。ええ気分で食べてんのに、仕事から帰ったお父さんが大きな声出して…。由貴（二十四歳、過食歴五年）の話に耳を傾けよう。

父親：由貴、おらへんのか。（ガラリと台所の戸を開ける）なんや、おるやないか。
由貴：かってに戸をあけんといて。（小さな声で抗議）
父親：（じろりとテーブルにおかれた食べ物をながめ）ふーん、また食べとんか。
（ピシャっと戸を閉めて出ていく）

腹がたつやら、情けないやら。あれほど「台所の戸をかってに開けんといて」って頼んでるのに。それにあの目は私の過食を非難する目やった。もういや、お父さん大きらい。

このあと私は、食べる元気もなくなるくらいショックを受けた。大声で呼ぶお父さんの声が耳の底でひびいている。「台所の戸を開けるときは、必ずノックしてからにして」と、あれほど何回もお母さんを通して言ってもらってるのに。それに過食の治療の進行状況はお母さんから伝えてもらってるはずなのに。やっと過食のコントロールができだしたばかり。でもまだ後もどりの恐れは十分にあるから、言動には要注意の段階だってこと、わかってくれてるはずなのに。「お父さんもだいぶ理解してくれてはるよ」ってお母さん言ってたのに。なんにもわかってくれてない。

（由貴の過食はこの後止まらず、一日中食べては吐きの繰り返しにもどってしまった。うつも併発し、ふとんのなかでごろごろだらだらの日が続いている）

父親には娘について何もかも気をつかわなくてはいけないと言っているのではない。いくつかの約束したポイントだけは、守ってもらえることが望ましい。

⑤「ふだん家にいないお父さんがいると、私の居場所がない」

お父さんが家にいる。テレビで野球をみているのだ。お姉ちゃんも、きょうはデートに行かない。映画にでも行けばいいのに。ふだん家にいない人間がいると、自分の居場所がなくなる。テレビの前でごろごろしながら過食するのが楽しみなのに、それができない。

自室でこっそりとすませた過食を吐きにトイレへ。そーっと階段を下りて、居間でテレビをみているお父さんに聞こえないように吐く。遠慮しながら吐くから、うまく吐けない。本当にふだん家にいない人がいるというのは、自分のペースで動けないからしんどい。そして最後にお父さんの一言が私を苦しめる。「なんや、くさいな!」

⑥「親戚の人に私の過食のこと言わないで」

このあいだ法事があったんです。親戚の人がいっぱい集まって。私とてもいやで、本当は部屋に一人でいたかったんですけど、お父さんが「みんなに挨拶をしなさい」とか「食事はお膳が出るから、みなさんとごいっしょに食べなさい」とか、いやなことばっかり言ってきて。下へ降りていったら叔母さんたちが私のほうをみてなにかひそひそ言ってるんです。お父さんの妹にあたる叔母が

「美紀ちゃん、かわいそうに。ご飯食べだしたら止まらへん病気にかかってるんやて」って言うの。びっくりしたやら、ショック受けるやら。

悔しくて、悔しくて。こんなこと誰にも知られたくないのに、簡単に話してしまう父が許せない。

⑦「お父さんて私のすること、みんな否定的にとらえる。ほっといてよ」

やっとみつけたバイト。パン屋さんで販売の仕事するの。食べ物とちがうところでみつけたかったけど、どこもなくて。まあいいか、ここで。お母さんも「いいじゃない。夏休み中、家にいたらたいくつで過食がひどくなること思ったら」と、賛成してくれた。

夜おそく帰ってきたお父さんにお母さんが伝えた。すると「百合、ちょっときなさい」って大声で呼ぶ。あの声もきらい。語調も恐い。「パン屋で働くんだって。お父さんはゆるさないぞ。まだ高校一年じゃないか。接客の仕事はだめだ。時給いくらだ？　そんなに安いのか。働く値打ちもないなー」と、一方的に否定する。どんな思いをして私がみつけてきたか、そんなことは一言も聞いてくれない。いつもこうだ。人のする努力は認めへんくせに、結論だけぽーんと言って終わり。お父さんなんか大きらい。なのに一言も言い返せない。私ってなに？

腹がたって、腹がたって。食べるしかない。食べることでしか、この腹立ちは抑えられない。憎ったらしい、お父さん！

⑧「お父さん変わったね。過食中に話しかけなくなったもん」
まえは私が食べ出すとそわそわして、話しかけたそうにしていた。食べるのを止めさせようとするのか、それとも監視の目を光らせているのか。私はそれがわかるからいやで、わざとそっぽをむいて食べてたの。なんか緊張した雰囲気のなかで。
それが最近なぜかちがう。わざと向こうむきでテレビをみていたり、新聞読んだりしてる。私が食べてるの、みないようにしてくれてるのかな。それがだんだん自然な感じになってきている。やれやれ、やっとしんどい過食から気楽な過食に変わってきた。

食べることに必要以上に神経をつかわなくてすむ家庭環境ができると、次のステップ「本人の生き甲斐さがし」に駒をすすめることができる。

⑨「私の好みにあわせてくれてありがとう、お父さん」
いつも自分の趣味でしか動かない人なんです。私が「映画見に行きたい」って言っても、今までは「そんなんどこがえんや。サッカーのほうがええぞ」って言って、けっきょくつきあわされてた。時間のむだ、エネルギーのむだ。でもお母さんも私もなにも言えず、お父さんのあとをついていくだけだった。それがこのあいだびっくりした。「映画見に行こか」って言うの。「新聞もっておいで。

どれがえんや。『ハウルの動く城』か？」って。なんかその日はうれしくて、帰りにみんなでファミレスに寄って。気がついたらその日は過食せずに寝たの。

⑩「私が過食の料理つくってたら、そーっときて手伝ってくれた」
お父さん、そこまで気をつかってくれなくていいんやで。過食っていいことしてるんやないんやから。でもうれしかった。夜に遠慮しながら、つくってたの。そしたらフライパンの音がするから、びっくりしてふりむいたらお父さんが野菜炒めてくれてた。だまって、なにも文句言わず。涙が出るくらいうれしかった。早く治すよ。過食治るようがんばるよ、お父さん。

⑪「お父さんが次の面接に参加してくれるんやて」
「なんで父親がいかなあかんのや。お父さんは仕事があるんやで」。そらそうです。私ごときの治療面接に出る時間はおまへんやろ。むかつく！　なにかあると「お前の病気やないか。お母さんについていってもろたらええやないか」と、言われてきた。これだけ私の心のなかでお父さんに言いたいこと山のようにあるというのに。それが言えなくて、抑えつけたまま心の底に沈めてるっていうのに。

そのお父さんが次の面接に参加してくれるって。信じられへん。お母さんが時間や行き方なんか説明してる。面接の内容も先生のことも話していた。本気なんや。私の過食に本気で向き合ってくれてるんや。なんか心地わるいけど、うれしいな。

## 四．子ども自身の成長をうながす

過食症・拒食症からの治癒をめざして我々治療者は日々努力を重ねているわけだが、一番大事でかつ言いだしにくいポイントがある。それは、子どもに「あなた自身の成長が必要です」と伝えることである。我々はたえずこの視点を忘れずアンテナをはっている。いつどんなタイミングでどんな語りかけをすれば、本人に受け入れてもらえるだろうか。過食症・拒食症にかかる子どもは、繊細で相手の心の動きに非常に敏感である。悪くいうと被害者意識が強すぎて、なんでもないことで心に衝撃を受けたりする。また過食をしたあとの自己嫌悪感や自信のなさにもたえずさいなまれているので、言葉を選んでゆっくりと語りかける必要がある。

親が変わることももちろん本症からの立ち直りには大事なことではあるが、子ども自身の成長、脱皮も絶対欠かせない視点である。いくつかの症例をもとに、じっさいにいろんな力をつけ成長してきた本人と家族の様子をここにまとめてお話ししよう。

### ●親に向かってしっかりと自己主張

孝子（十九歳、過食歴五年）が当センターにはじめて来所したのは、過食症にかかって五年後のことだった。高校はなんとか卒業したものの、その後ずっと引きこもりの生活をおくってきた。当時はまったく親との会話がなく、対人緊張の兆候もあり外に出るのをいやがっていた。

面接はかならず母親といっしょに、ときには父親も参加して行なわれた。けれどセラピストの問いかけにも親がいると答えられない。「うーん、わかりません」「もう、お母さん、なに言うても、わかってくれへんから、話す気になれへんのや」「お父さん、外へ出といて。おったら緊張して話せへん」といった状態だった。根気よくコミュニケーションの時間を重ね、治療を始めて二年目、面接室で親にむかってこう話すまでに成長した。

「お父さんとお母さんに言いたいことがあるんや。あんたらけんかばっかりしとった。私がどんなに心を痛めてたか、わかってるか。お母さんを支え、お父さんの顔色をうかがい。しんどかった。それやのに、なんで私のことそんなに責めるんや。親は子どものことなにもわからず、傷つけてるんやで」。だまってうなずく両親の様子に安心したように孝子は話を続けた。

### ●小さな文句をためずに言葉で出そう

①三週間も続くうつっぽい状態

面接室でセラピストは「なにかあるんとちがう？」と、孝子の顔をのぞき込むように聞いてみた。「えー、なにか…なんにも」。そう言って、うつむいてしまう。しかし黙りこくったその心の底には、必ずなにかが沈んでいるにちがいない。もう三週間になるうつっぽい状態。なにもやる気がおこらない。ただ食べたい気持ちがたえず自分を悩ましているだけ。低空飛行がずーっと続いている。

「そうか、なにもないのか。それじゃお母さんの代わりに夕飯の支度をしてもらおうかな。そのほうが元気でるかも」。セラピストの真面目な表情をみて、孝子はあわてた。「えー、そんな。私ご飯の支度したら、もうなにをどれだけ入れたらいいか、材料をお鍋から入れたり出したりして一日かかってしまいそう」と反論してきた。「やっぱり、しんどいよね、夕飯の支度は。今反論できたね。それと同じ気持ちでもう一度自分の心のなかをみてごらん。なにか言いたいこと、気になることがあるでしょう」。

②気になること三つがやっと口に出せた

「あのね、じつはね、先週の金曜日祭日だったでしょう。三連休になるのに、お姉ちゃんもお兄ちゃんも決まったことしかせーへん。それだけしたら、後は知らん顔してる。家事にも流れがあるのに。お兄ちゃんお茶飲んだら飲みっぱなしや。お湯のみもそのまんまやし。お姉ちゃんはおやかん空になってるのに次のお湯わかそうともせんと。金曜日は燃えないゴミの日やのに、お母さん一人で出してた。あんなん、お兄ちゃん、外へ出るとき自分が運んだらええのに。お母さん一人がたいへんな思いしてる。これやったら、前とひとつも変わってへんやん」。孝子は、言いにくそうに小さな声でぶつぶつ言った。

やっぱり出てきた。不満があったのだ。小さな不満。口に出して言うには小さすぎる。言えば家族の関係がぎくしゃくするだろう。自分一人が「ま、いいか」と、抑えてしまえば消えてしまいそうにささいなこと。粘りに粘って聞いていったセラピストは「やっと出てきましたね」と、ほっとした。

③小さな文句を言葉で出す大切さ

ささいなことだが、これを不満として口に出すことがどんなに大切か。過食症にかかる子どもは「ま、いいか。自分が我慢すれば家族に波風たたないから」という理由で抑えてしまう。ささいなことだけに、よけい言いにくい。だがこんな小さな文句が一つたまり二つたまりするうちに、お腹のなかでもやもやと渦巻きだす。自分でもなんだかわけがわからずイライラと、過食衝動に悩まされだすのである。

やっと言えて、またそれをセラピストに「よく言えたね」と評価してもらって、孝子の顔にはだんだん笑顔が出てきた。

### ●ねばり腰で、自分の言い分をきちんと言えるように

①上司に叱られると、すねて無視。あとで過食衝動が

「なんでそんな大事なことすぐに報告してこーへんのや。一人でできひんかったら、すぐに助けの手がいると連絡してこい、言うてるやろ」と、祐美（二十七歳、過食歴五年）は上司に叱られた。「そんな言い方せんでもええやろ。むかつくな」と、祐美は心のなかで思った。「すみません」と、腹立ちまぎれに言ったけど、顔つきはふくれっつら。声はけんけん。「むっちゃ気分悪かったから、帰るときもあいさつせんと無視して帰ってきたわ」。家に帰っても気分はおさまらず、もんもんとしながら過食衝動が止まらない。

②「すみません」のあとに、自分の事情を説明

祐美には祐美の言い分があった。お客さんが「ちょっと電話かしてください」といってきて、電話がつかえなかった。そこへ次の人がやってきて「駅までの道、どないいったらいいですか」と聞いてきた。ばたばた応対しているうちに、約束の時間になってしまったというのだ。

セラ：そんなときはね、ふきげんな顔つきで「すみません」だけ言うんじゃなくて、祐美さんの事情を説明せんとあかんのとちがう。
祐美：そやけどな、腹立ってしもて、冷静になられへんのや。
セラ：それはわかる。腹立つねんな。だけど職場でそれを出すと、まずいよね。明くる日から行きにくい感じしなかった？
祐美：はい、しました。まわりの人らも、なんか自分のほう、つめたーい目でみてるような気がして。「おはようございます」も、言いにくかったです。
セラ：そうやろ。腹も立つやろうけど、そこは持ちこたえて自分の事情も説明できんとね。
祐美：うーん、「なんでこんな言い方されなあかんねん。私やったって、お客さんのこと思ってやってたのに」。それで頭がいっぱいになってしもて。
セラ：なるほど、祐美さんにはちゃんとした事情があるんやね。それわかってもらいたいよね。
祐美：はい、むっちゃわかってほしいです。どないしたら言えるようになるんでしょうか。

③「もう過食にばっかり逃げ込んでられへん」
セラ：いっぺんには上手に言えへんよ。でも一回一回練習したらできるようになると思う。まずはじめに「すみませんでした。以後気をつけます」と、はっきり言って謝ること。それからちょっと

間をおいて祐美さんの事情を説明するんや。「じつは、これこれこうでした」と。ねばり腰でね。

祐美：できるやろか。そんでも今までのようなことしてたら、私、今の職場も長続きできひんのわかってる。これまでやめてしもたんも、みんなこんなことからやった。腹立ったら「もうええわ」で、切ってしもてた。そんで過食や。食べることに逃げ込んで、食べることで解消してたんや。そら続かへんわな。なんかわかってきた。私、今の職場気に入ってるし、長く勤めたい。やってみます。注意されて腹立ったら、ぐっとこらえて「すみませんでした。以後気をつけます」やね。やってみます。もう過食にばっかり逃げ込んでられへん。

セラ：そうか。その通りや。これができるようになったら、祐美さんは成長します。人間として一段大きな人になれると思いますよ。

### ●母親に外であったつらい体験を話せない

①バイトを始めたこと、母親に話せず

有香（二十一歳、過食歴四年）は高校生のときに過食症になった。やっとの思いで卒業はできたが、その後ずっと家で過食に明け暮れの毎日を送っていた。当センターで治療を受けて一年後、過食をかかえながらも、少しの活動はできるようになった。しかし両親に外であった体験を気軽に話すことができない。

有香はお花屋さんでバイトをみつけてきた。過食にかかる費用を少しでも自分で稼げたらと思ったから。あちこち探して、バイトの本も買って。最後に電信柱にはってあった「店員募集」のはり紙で決まった。しばらくしてセラピスト宛に手紙がきた。


先生、お元気ですか。

過食も少しおさまったので、花屋さんでバイトをすることになりました。

仕事を始めたこと、家族に言えませんでした。言うと私のペースを保ちたくても、先を先をとせかされたり、決めつけられてしまったり…みんなはそんなつもりないと思います。でも私にはそうとれる。だから家族には話しませんでした。

お母さんもお父さんもいつも私を否定することばかり言います。「おまえはダメだ…」「何だそのバイトは…」って。

だから私はいつもだまる。肯定も否定もしない。それが良い方法だと経験で学んだから。

顔色をうかがい言葉を選ぶ。これが家での私。こんなことで仕事が続けられるのかとても不安です。

有香より

②上司の言葉に傷ついて、過食衝動が

やはりつまずきはやってきた。なんども教えられた花の水切りがうまくいかない。「だめよ、これでは」と店長の一言。グサッときてめげそうになった。「やっぱり私はだめなんだ。あしたの仕事、行きたくない」と思うと同時に、「食べたい、食べて忘れてしまいたい」という過食衝動がくるくると頭のなかを回り始めた。

ちょっとでも注意されたりすると、すぐに自分の殻に逃げ込んでしまう。まちがいを指摘されると「わかりました。気をつけます」という気持ちよりも、自分を否定されたというマイナス感情のほうが強く残る。そして逃げ込む先は「過食」。ほとんどの過食症の人がもつ対応パターンだ。セラピストは有香に手紙を書いた。

有香さんお便り読みました。よくがんばってきましたね。

でも働きだしたこと、お母さんにも話さないっていうのはどうかな。職場で心にグサッとくることは、これから何度でもあると思います。そんなときお母さんに聞いてもらって、気持ちがスーッとしませんか。励ましてもらったり、なぐさめてもらったりして、はじめて乗りこえる勇気がわいてくると思うのですが、どうでしょう？　今度の面接でお母さんに思い切って話してみませんか。

③お母さんに、マイナス感情を言葉で表現する練習

母親に仕事のことを話してから、有香は少しほっとしたようだ。その日から日課のように、仕事のことをメールで報告するという課題を出しておいた。過食症の子は、マイナス感情を言葉で表現するということが苦手だ。いきなり言葉で語るのはしんどいと思うので、携帯をつかってメールのやりとりをしてもらうことにした。

《有香のメール（一例）》

きょう、また店長さんに叱られた。百合の花粉をテーブルクロスにつけてしまって。「一度つけると、とるのがたいへんなのよ」って、私のことにらむの。わざとじゃないのに。

バイト仲間の美咲ちゃんが、いっしょにランチ食べようってさそってくれた。でもしんどいから断った。悪いことしたみたい。どう思ってるかな。もう二度とさそってくれないんじゃないか、心配です。

母親からはすぐに返事がきた。

本当、それはいやだったでしょう。よく辛抱してるね。

だいじょうぶよ。調子のいいときに、こんどは有香から美咲ちゃんをさそってあげたらいい

と思うよ。

④話すことで心のコントロールができる

有香は自分をちょっとでも否定されたりすると、すぐに自分の殻に逃げ込んでしまっていた。「あの人きらい。もう私からは話さない」と。しかし母親に自分の気持ちを書いて知らせるようになってから、変わってきた。紋切り型の言葉から、だんだん会話調に。しかも感情をぶつけるような表現に。たとえば「店長さん」から「あの、くそばばあ」に、「なんかいやです」から「あの言い方ほんまにむかつくわ」に。

職場でのつらい体験を母親に話せるようになってから、有香の過食の回数が減った。食べても時間を決めて、明日の仕事にさしつかえのない時間内で終えるように気をつけだした。欠勤や遅刻の回数があきらかに減ってきた。マイナス感情を母親に伝えることで、心のコントロールができだしたのだ。

●過食症・拒食症からの立ち直りに必要な「交渉力」

《アメリカへ行きたい。けど、お父さんに許してもらえるやろか？　勇気をだして交渉を》

①「行きたい、行きたい。でも言い出せない」

「今度の夏休み、アメリカへ行きたい。映画でしかみたことないニューヨークのビル。それに自由の女神。ナイアガラの滝。あーあ、みたいな、行きたいな」。真美（二十歳、拒食歴一年の後、過食歴一年）は、もんもんと考え込んでいた。「どうせ私なんか、過食かかえてるんやもん、行けへんわ。お父さんが許してくれはるはずがない」。喉元まで出かかっているけれど、父親の顔をみたらとても言いだせない。「ま、いいか。私はいっつも我慢してきたんや。言うてもあかんのやったら、親にいやな思いさせせんとこ」。真美は、行きたいアメリカへの旅行を言いだせないまま、一月あまりもんもんと過ごしていた。

②もやもや感が過食を助長して

セラ：真美さん、そんなに行きたいんやったら、思い切ってお父さんに言うてみたらどうですか？頭からあきらめていますね。交渉次第ではＯＫが出るかもしれませんよ。

真美：でもお父さん、私の言うこと聞いてくれはらへん。自分の意見ばっかり押し通して。

セラ：ねばり強く、食いついてみましょう。私も応援しますから。ダメもとでやってみたらいいんです。ノーと言われたら、次の対策を練って、また挑戦する。そのプロセスで、真美さんの交渉する力がついてきます。

このあと真美とセラピストは、二人で話し合った。「こう出たら、こう言ってみよう」「これがダメなら、あの手で」。いつもあきらめて我慢することに慣れている真美は、考えるだけでもしんどかった。が、こんどはちがう。セラピストが後押ししてくれるというので、勇気がわいてきた。以下は知恵をしぼった真美と父親の会話である。

③食い下がる真美に、とうとう父親もＯＫを

真美：お父さんこんどの夏休みな、アメリカへ行きたいんやけど行かしてくれる？
父親：アホ言うな。そんなお金ないぞ。
真美：そんなら私、バイトしてお金ためるわ。往復の旅費、ためたら行かして。ええやろ。
父親：おまえな、ニューヨーク言うて、治安悪いんやで。こないだのテロ事件忘れてへんやろ。
真美：そら、覚えてるで。そやけどな、あの事件があったから、よけい安全に力いれてるんやで。
父親：一人ではな、女一人では、お父さんよう出さん。
真美：一人ちがうで。同じクラスの千加もいっしょやねん。千加むこうに親戚いるんやて。身元引き受けしてくれはるらしいで。なあ、ええやろ。
父親：そうか、しゃないな。ほんなら、行ってこい。お金だけはきちんとためるんやで。
真美：はーい、がんばってバイトしまーす。バンザーイ！

## ④「ねばり強い交渉力」が成長の要

過食症・拒食症の人の多くは、自分がしたいこと、言いたいことを後回しにして抑えてしまう傾向がある。親の顔色をみて親の意見にあわせて、家庭の雰囲気がこわれないようにと、優先させる気づかい屋さん。ところが後でもやもやとお腹のあたりで不快感がいつまでも漂って。過食衝動はこんなときに襲ってきやすい。食べることで、もやもや感はスッキリ。しかしこれを繰り返していては本人に人間関係を切り抜けていく力はつかず、過食症・拒食症から脱皮することはむずかしい。

「ねばり強く交渉してみよう」と思うなかで、自分はなにをしたいかがはっきりとつかめるし、相手との接点を縮めようとする知恵や工夫も湧いてくる。過食症・拒食症の人は、家庭の雰囲気や、世のなかの状態に合わせることはできるのだが、自分を出せず「どうせ出しても私なんか」と、いじけてしまったりする人が多い。

人との間で自分の考えを明確にし、自分の言い分を通すという練習を積むうちに、だんだん生き生きして自分に自信ができてくる。こうした積み重ねが「交渉力」を育てていくし、この力がやがては過食症・拒食症からの脱皮につながるのである。

# 第三章 「それでも治らない！」過食衝動との闘い



数年にわたるカウンセリング治療を通して、過食症・拒食症に対する家族の理解と協力も得られるようになった。自分の本質にも気づき、人生の根幹となる生きがいもみつかりそうだ。やせることだけに味わっていた充実感が、他のやりたいことに感じられるようになった。「これがあれば私もなんとか立ち直れそうだ」と、一安心。がりがりだった顔がふっくらとしてきても、娘はにこにこと受け入れている。「いったいこんな安堵感を味わったのは、何年ぶりのことか」と、家族の笑顔もうれしい。

ところがそうした家族の安堵感をいっきょにくつがえすような過食・拒食衝動は突然やってきて、

家族を恐怖に陥れる。「本当に私は治るんでしょうか?」。症状が長期化した人のほとんどがこの疑問を投げかけてくる。悩んでも戦っても克服できない過食症・拒食症。その状態からどうすれば脱出できるのか。本章ではかなり重症の過食症の人たちをとりあげ、悪戦苦闘のなかから立ち上がろうとする努力を打ちのめすのはどんなことなのか、家族療法の治療現場からお伝えしたい。

## 治りにくいタイプ①「どうせまた元通りや」と、あきらめてしまう

克代(二十六歳、過食歴八年[来所時])

### ●過食のコントロールができだした(治療を開始して一年後)

落ち込んだ表情、焦点のさだまらない目、肩をおとして克代は座っている。せっかく外にむかって動けるようになったのに、とセラピスト自身も気持ちは重い。

過食症の治療を初めて一年がたっていた。この間カウンセリングを通してまず「過食のコントロール」ができだした。一日夜に一回で抑える。金額も二千円を越えない。過食の買い物は自分でする。過食後の後かたづけも母親に頼らず自分で。こんなことが日常生活のなかでかなり自然に実行できるようになっていた。と同時に外への関心も高まってきた。

### ●「映画見に行こうかな」。外の世界に関心が

今までは引きこもり状態で家族としか話をしなかった。外に出るのは唯一過食の買い物をするときだけ。自分の食べたい物を自分で選びたいから。「太ってるから、外に出るのはいや」という外出を拒否するいつものおきまり文句も、過食の誘惑には勝てない。それがしだいに変わってきて「映画見に行こうかな」とか「絵画展やってるんだって。お母さん、いっしょに行かへん」という言葉が出るようになった。そしてとうとうお姉さんといっしょに映画を見に出かけたのだ。

「面白かった。やっぱりビデオとちがうわ。大画面で迫力あるわ」と、克代は帰ってくるなり母親にこう報告。表情が今まで見たこともないくらい生き生きしている。「そうか、よかったな。しんどうないか。また行ったらええわ」と、母親も大喜び。「だいぶ立ち直ってくれだした。だんだん外の世界になじんで、これでやりたいことがみつかってくれれば、なんとかなるだろう」と、暗い生活にポッと明かりが灯ったような安堵感をおぼえた。

九年にわたる過食症と、それにともなう引きこもり生活からようやく立ち直りのきざしがみえだした。「あせりはしない。時間はかかってもいいから」と、家族の誰もがあたたかい目で見守るなか、克代の状態はわずかずつだが好転していった。

## ●同級生から「同窓会に出ませんか」というメールが

「同窓会？　お母さん、どうしよう。私、行ってみたい。だって卒業してからずっと過食で引きこもってたから、一回も行ってへんやろ。今度は行けそうな気がする」と、克代は母親に相談した。

「そうか、そらええな。行けるんやったら、行ってみたらどうや」と、母親ももちろん賛成を。

それからの克代は人がちがったように生き生きと動き出した。母親といっしょにデパートにも靴やバッグを買いに。美容院にも出かけて髪型もきれいにした。指折り数えて同窓会の日を楽しみにしていた。過食もそのように三日に一回と抑えられ、それもかなり落ち着いた食べ方に変わってきた。それが母親のこんな一言で崩れてしまうとは、誰も夢にも思わなかった。

## ●母親の「洋服、合わせてみといたらどうや」の一言が

同窓会に着ていく服は、胸にフリルのついた赤いワンピース。克代はそう決めていた。学生時代から一番のお気に入りのドレス。大事なお出かけはいつもそれを着ていたし、よく似合っていると自分でも思っていたから。

あと三日と同窓会も近づいてきたので、母親は「克ちゃん、着ていく服、一回合わせといたらどうや」と、気軽に声をかけた。「そんなんせんでもええよ。このごろずっとやせてきてるし。体重もあのころとかわらへんから」。まあ、そうはいっても、と勧める母親の言葉にしたがって、とりあえ

ず着てみることにした。ところが。

どんなにがんばってもウェストが締まらない。こんなはずではなかったのに、と克代はあせった。「元通りにやせてると思ってたのに。私はまだこんなに太ってたんやわ。この赤いワンピースがダメなら、もう私は行けへん。他に似合う服なんてないもん」。

「今からでも買いにいけばじゅうぶん間に合うよ」と、慰める母親の言葉もうつろにひびく。「いや、私の太った身体、こんな醜い身体を同窓の人たちに見せることなんてできひん。もう行かへん。お母さん、断って」。

### ●過食に逃げ込んで、またまた引きこもりに

その夜から過食が止まらない。せっかく立ち直りかけていたあの生き生きした姿はどこへ行ってしまったのか。食べては吐き、吐いてはまた食べ。「もうあかん、私、外の世界へ出とうない。こなして過食の世界にひたっているほうがましや」。克代は本心からそう思っていた。

「もう同じことばっかり繰り返してる。がんばって立ち上がっても、どうせまた元通りや。なんにもする気がせーへん。私、もうあかんのとちがうやろか」と、気力のない目と表情で克代は、またまた引きこもり過食の毎日にもどっている。

## 治りにくいタイプ②ストレス耐性が弱く、すぐ過食に逃げ込んでしまう

千秋（三十歳、過食歴五年［来所時］、治療開始して二年経過）

「こんなことが過食衝動の引き金になるなんて」と、普通の感覚では考えられない。しかし本人にとっては耐えられないほどつらい。そのことばかりが頭のなかをぐるぐる巡り、なにも手につかなくなる。と同時に「食べたい。食べてすべてを忘れてしまいたい」という過食衝動がひたひたと襲ってくる。

### ●「ゆるやかな過食ルール」が守れていたのに

「とりあえずはじめのうちは、過食を組み込んだライフスタイルを作っていきましょう」。セラピストはこう語りかけていた。「過食をやめよう」と、むりやり抑えつけるのでなく、生活のなかの一部としてみていく。面接では母親にも入ってもらって一緒に「ゆるやかな過食ルール」を取り決めていくのだ。過食症にかかっている人は、過食にふりまわされている。食べるのを止めたい、止めなくてはいけないとわかっていても、止められない。そんな状態でも守れるような取り組みやすいルールを「ゆるやかな過食ルール」と呼んでいる。じっさいにやってみてしんどかったところ、守

れなかったところなどを次回の面接で見直して、実情にそったゆるやかなスタイルの過食ルールを決める。

千秋は過食症の治療をスタートして半年になる。だらだらと一日中食べていた過食生活だったが、今ではこの「ゆるやかな過食ルール」を守れるようになっていた。

「よし、これで次のステップに進める」と、セラピストは次回の面接を心待ちにしていた。ところが現われたのは、またまただらだら過食にもどってしまった千秋の姿だった。

面接の様子を再現しながら、千秋が崩れていった状況をお話ししよう。

《面接の状況から》

セラ：あんなに守れていたのに、なぜ崩れていったの？

千秋：うーん、なんかイライラしてきて。しんどいなー、こんな気持ちいややなーってずーっと思ってたんです。そしたら食べ物のことばっかりが頭のなかをぐるぐるまわり始めて。

セラ：過食衝動の始まりやね。なにがそんなにイライラしたかわかる？

千秋：はい。お母さんの言い方が…。（小さな声で聞こえない）

セラ：え、なに？　お母さんが、どうかしたの？

千秋：恐い声で。あのね、アイスクリームもうないの？　って聞いたら、「もうないよ」って、恐い声で。それに台所のドアをピシャッと閉めていくんです。「あ、お母さんを怒らせてしまった。どうしよう」って、心配でたまらなくなったんです。

母親：えー、あのときのこと？　お母さんなんも怒ってへんで。それにドアもピシャッと閉めてへんやんか。お鍋がふいてたから、あわてて閉めたらピシャッとなったかもしれへんけど。そんなこと気にせんでもええのに。それであんたまた過食、だらだらしだしたんか？

セラ：お母さん、あない言うてはりますけど、千秋さんはどうですか？

千秋：お母さん、怒ってたやんか。恐い声やったやんか。（涙声）

セラ：それで食べたくなったんやね。

千秋：はい。食べる物さがしてたら、上の棚にチョコレートバーがあるんをみつけてしまったんです。約束破って二日目の朝までずーとダラダラと食べてしまった。我慢できんで、止まらんようになってしもて。

母親にちょっときつい口調で言われたり、ドアをピシャッと閉められたりしたということが、ストレスになっている。気になって気になってたまらず、そのしんどさから逃れるために千秋は「食べること」へと逃げ込んでしまった。「なんでそんなことぐらいで」と思うが、過食症の子にとっては身近な家族の言動がたまらないストレスとなる。親も子も過食に疲れ果て、心がすさみ過敏になっている。何気ない親の一言なのに、過剰反応してしまい、治療の進展をはばむことはよくあるのだ。

## ●再発したダラダラ過食をどう切り抜けるか

この危機状況を、どう家族とセラピストは切り抜けていったであろうか。後日談になるが参考までにお話ししよう。

《面接の状況から》

セラ：ダラダラ過食が止まりませんか？　だけど食べ物を家に置いておかないって、お母さんにお願いしておいたはずですけどね。これはどうなってます？

母親：はい、はじめは私も「守らなあかん」思いまして、がんばってたんですけど。この子がね、「これだけやったら足らん。もっと甘い物くれ」言いますねん。それでかわいそうになって、つい。

セラ：つい買ってきてしまったということですか。なんでそのときこちらに相談してこられないんですか。「どないしましょう。もっと甘い物くれ言うてます。どうしたらよろしいでしょうか」と。

母親：すんません。ついかわいそうで。

セラ：なるほど、お気持ちはわかります。が、やっぱりこれをお母さんに守っていただきたい。決めた額以上の食べ物は買わないし、余分の食べ物を家に置かない。お母さんもふんばっていただかないと。過食モードに入ってしまいますと、千秋さん一人の力では乗りこえられないんですよ。鬼のような気持ちになっていただかないと。

千秋：うーん、でもお母さん仕事忙しいのに、家のこともして。私はなんもせんと家でだらだらして怠けてる。それでお母さん、私のことイライラして怒ってるんだって思って。それが心苦しい。その苦しさを忘れるために食べてしまいたくなるんや。

セラ：それが千秋さんの本音ですね。今、その本音がやっと言えました。これが大きいんです。大事なことですよ、今の発言は。

千秋：本当に、言ってもいいんですか。言ったら、よけいお母さんを怒らせてしまう思ったら、今まで言えへんかった。

セラ：千秋さんのやさしさですね、その気持ちは。それは大事にしましょう。でもこれからもそうなんですが、なにかあったら逃避というか、過食へ逃げ込んですべてを忘れようとする。このパターンを変えることが、キーポイントになります。逃げこむかわりにマイナスの感情を言葉で表現して相手に伝えようとするんです。なかなかむずかしいですよ。一回一回を練習と思って取り組んでください。

千秋：はい、やってみます。

セラ：お母さんも、そのときはしっかりと、またゆっくりと聞き役になってあげてください。ストレスのかかることに直面して向かっていくという力をつけていくには、これを積み重ねていくことなんです。

いやなことにぶちあたる→食べて忘れる→太る→またいやになってしまう。この悪循環の鎖を断ち切らないと、過食症からは立ち直れません。

この後何回かおなじ状況があったが、少しずつ千秋は「マイナスの感情を言葉で母親に伝える」努力をしている。何回か過食に逃げ込むパターンが回避され、快方に向かいだした。

## 治りにくいタイプ③　良い子をめいっぱいやって、また息切れが

佳子（二十七歳、過食歴九年［来所時］、治療開始して三年経過）

### ●元気よくパソコン教室に通いだしていたのに

やっとみつかったやりがい。「パソコンが自由に打てるようになりたい。インターネットもしてみたい。できたら自分のホームページもつくりたい」と、目を輝かせて佳子は話していた。「やっぱり一人でやるより学校に通ってきちんと教えてもらわないと」。信じられない言葉が出てきた。「外

に出るのいや」「人にみられるのいや」。治療を開始して三年になるが、ずっとこう言い続けていた。いや、来所する前からそうだったのだ。

過食のコントロールも夜に一回だけと、できていた。教室に行く前日の過食は、早めにスタートして早く寝る。スムーズにいっていた。それがある日メールが入った。明日の面接はキャンセルしてくださいという。いったいどうしたのか。よくあることだが、佳子の順調な回復ぶりに気をゆるしていたセラピストは、あわててメールの返事を打った。以下にセラピストと本人のメールのやりとりを紹介しよう。

佳子さんへ、淀屋橋の○○より

メール読みました。いったいどうしたのでしょう。過食が止まらなくて明日の面接をキャンセルするとは。今まであなたはどんなに過食がひどいときでも、面接だけは休まなかったでしょう。タクシーを飛ばしてでもやってきていましたね。その根性が今の回復につながったと思っています。できたらもう少しくわしい状況を話してください。

○○先生へ、佳子より

またまた動けなくなってしまいました。本当に調子がよかったのに。今はひどく憂うつな気分に苦しんでいます。絶望感は一週間前よりもさらにひどく、すっかりやる気を失っています。打ちひしがれ、心はうつろ。もう自分が何者かもわからない。
パソコン教室にももう一月休まずいけてたのに。友だちもできつつあったし、パソコンも面白いし。なぜ調子のよい状態が長続きしないのでしょうか。

佳子さんへ、淀屋橋の〇〇より
私も安心していました。やりたいことが見つかって、あなたが自然な感じで外へ出られるようになって。お母さんも本当に喜んでおられました。『お金がいくらかかってもいい。佳子が立ち直ってくれるのなら』とまでおっしゃって。この一月の様子になにか変わったことはありませんか。もちろん週三回教室に通うようになったことは、大きな変化ですが。それ以外に生活のなかで思い当たる変化をさがしてください。返事お待ちしています。

〇〇先生へ、佳子より
先生、お返事ありがとうございます。メールを読んでこの一月を振り返ってみました。たぶん私は張り切りすぎていたのかもしれません。教室が終わってからみんなとお茶して帰ったり。飲んだり食べたりが本当はまだまだしんどいのに。

家のなかでもけっこうがんばっていました。庭木に水やりをしたり、拭き掃除をして、食器を洗ったり。一日もはやく元気になって、みんなを喜ばせたい、と願う気持ちが、私にアクセルを踏み込ませ、生活のペースを急激に速めたのかもしれません。

『あわてない、急がない、ゆっくりと、ねばり強い牛のように』というアドバイスを、先生から何度もいただいていたのに、その反対のことをしてしまっていたようです。

先生が私の過食に怒りもせず、心配してくださっている気持ちが伝わってきます。明日の面接、行きます。お母さんに頼んで、お父さんに車で送ってもらえるかどうか聞いてみます。あした待っていてください。

翌日の面接に佳子は母親といっしょにやってきた。ダボっとしたトレーナーに身を包んで、少し太った感じの身体を気にしながら。しかし佳子はこの面接のあとからさらに力強くなった。比喩的に言うと、調子がよくなって、外に向かって動き出したときの自分の運転術がわかったからだろう。

「先生、私を車にたとえると、一二〇〇ccの車なんですね。それを二〇〇〇ccくらいのスピードで走ろうと、必死になってました。オーバーヒートするの無理ないなって。これからは気をつけます」と、笑顔で話していた。

## 治りにくいタイプ④なかなかはずせない良い子仮面

美樹（二十四歳、過食歴六年［来所時］、治療開始して二年経過）

過食症の人は母親に依存している部分が大きい。他の面はさておいて「過食に関する面では、自立をめざそう」という方向で治療を続けている。立ち直りだすと、見違えるようにしっかりとしてくる。もともと個性が強く能力を秘めた人が多いだけに、その姿には目を見張るものがある。しかし反面、崩れ出す姿にも目を見張らされる。

### ●しっかり者の仮面がはがれて甘えん坊の美樹ちゃんに

美樹は小さいころから自立心が旺盛な子、と思われていた。それが見直されるきっかけになったのが、高校三年生から始まった過食症。言いたいことがあっても「お母さん、忙しそう。自分でやっておこう」とか「弟のことで心いっぱいみたい。私のことなんか、かまってもくれない。いいよ、自分でやるから」と、納得させてきた。

なにも言わない良い子、自分のことは自分でやるしっかり者の美樹ちゃん。長い間そう思われてきた。治療がスタートしたころ母親は、「なんでこんなしっかりした子が過食症なんかになるんでしょう。今までいろんなところへ行きましたけど、治らないんです。親としてどうしていいかわかりません」と、涙ながらに語っていた。

治療がすすむにつれ、美樹にはられた「しっかり者」のレッテルがじつは仮面にすぎないことがわかってきた。「お母さん、私のこと、ちっともみてくれなかったでしょ。弟のことばっかりかまって」とか、「学校にもっていく弁当、ウインナー入れないでって頼んでるのに、毎日入れたりして。私の言うことなんにも聞いてなかったじゃない」と、母親を責める言葉が次から次へと出てきた。良い子、良いお姉ちゃんと信じていた母親にしてみれば、この年にして聞くはじめての美樹の不平不満、母親批判にもうびっくり。しかし「お母さん、美樹さんが悪くなったと驚いておられるかもしれませんが、これは治る道筋です。本当の美樹さんは決して『良い子、しっかり者、良いお姉ちゃん』だけではないんです。『わがまま言いたい、甘えん坊、依存心が強い子』です。これが本当の美樹さんの姿です。これを認めて受け止めてあげてください」と、セラピストは説明した。

それから半年。美樹は本当に甘えん坊で依存心が強い子だと、両親とも実感するようになった。「親に本当の自分、悪い子だと思っていた面を出してもだいじょうぶ。受け止めてもらえる」と、美樹の心のなかには両親への信頼感が芽ばえ始めた。それにつれて過食の姿も変わってきた。つめこみ過食から、ゆったり過食へ。親がみていても味わって食べだした。一日三回の過食が夜に一回と、回数も減った。

しかし立ち直り街道をまっしぐらにすすむかと思いきや、またまた崩れてしまい、美樹は「太る恐怖」にさいなまれている。

## ●「また過食してしまった、どうしよう。なんとかして！」

美樹から緊急メールが入った。

先生、どうしよう！　また過食してしまいました。うまく吐けなくて胃がぱんぱんです。カレー、大盛り三皿も食べたのに。もっと食べないと吐けない。でももう吐くことに疲れてしまった。でも吐かないと太ってしまう。なんとかして。

また以前とおなじ状態だ。過食をしたが吐けない苦しさと太る恐怖にさいなまれている。そしてあれほど言ってできていたのに、過食にかかわるすべてを母親に依存している。

母親からも緊急ファックスが入ってきた。

美樹がまた崩れてしまいました。「なにか早くつくってよー。なんでもいいから！」って叫ぶものですから、うどんやホットケーキや思いつくものをつくって持っていってやります。わがままや甘えをぶつけてきたほうがいいとわかってはいるのですが、「遅い」とか「まずい」とか、言いたい放題のことを言っています。私も疲れはててしまいました。

## ●やさしい二つの課題がダラダラ過食に歯止めを

連絡を取り合い緊急面接がもたれた。良くなってからの崩れは、早く対応すればするほど立ち直りが早いからだ。逆に「次の面接予約は十日あとですね」と悠長なことを言っていると、そのあいだにどんどん深みにはまっていく恐れがある。以下は非常事態を切り抜けた面接の内容である。

セラ：どうしたの。あれだけしっかりと過食のコントロールができていたのに。一日中だらだら食べてるの？

美樹：はい、止まらないんです。

セラ：うーん、止まらないか。苦しいね。どんどん太ってしまうのがつらいよね。

美樹：こんなに太ってしまって。もうどうにでもなれって気持ちです。

セラ：それはいけないね。

美樹：なにもかもがいやで、もう投げ出したい。過食なんかする自分もいや。こんな太った醜い私の身体では、なにもする気がしない。

セラ：そうか、また最悪の状態にもどってしまったようね。

崩れた状態から立ち直れる方法はそうそうはみつからない。セラピストは面接室をはなれ、送られたきた生活記録をもういちど読み直してみた。「困ったときは現場にもどれ」という言葉を思い出して、家族の現場にもどったのだ。そして一つのヒントを得てふたたび面接室にもどった。

セラ：お待たせしました。とにかくこのダラダラ過食に歯止めをかけなくてはなりません。いいですか。美樹さんは次に出す二つの課題をぜひ次回の面接まで守ってください。

課題①　お母さんに過食の食べ物をつくってもらうときは、必ずていねいに頼むこと。何が食べたいかも、自分でちゃんと伝えること。「お母さん、おうどん食べたいから、作ってくださ い」というふうにね。

課題②　そしてつくってもらったら、「ありがとう、いただきます」。

美樹：え、そんなことでいいんですか？　それならできそう。やってみます。

こんな簡単な課題でなんとかなるのかと、母親は疑問をもった。しかし過食モードに陥っている本人にできることは、ほとんどないに等しい。その状態から抜け出す課題であることを説明し、母親には「頼まれたもの以外はつくらない。気づかいであれこれ食べる物を用意しない」を守ってもらった。

それから一週間して美樹のダラダラ過食は止まった。自分で部屋の掃除をしたり、洗濯物を出してきて洗ったりしている。この危機を乗りこえてから、母親に過食の手伝いを頼むときは、いつもていねいに言うようになった。「過食に関する面では、自立をめざそう」という前述のテーマだが、その目標に一歩近づいたと言えよう。

## 治りにくいタイプ⑤ 母と娘の信頼関係が崩れやすいと

祥子(二十二歳、過食歴五年〔来所時〕)

長期にわたる過食生活に疲れはてて自暴自棄になっている娘。振り回され疲れはてている家族。なかでも母親は一番かかわりが多いだけに、嫌気が差して投げやりな気持ちになっている人がいる。面接室に入るやいなや、母と娘のあいだで目と目が火花を散らすという光景もめずらしくない。

治療の第一段階は、過食衝動に振り回されない生活に持っていくことと、母と娘の安定した関係を築くこと。この二つである。過食があっても生活が落ち着いて、コントロールがうまく行きだすと、本人の関心はいろんなものに向いていく。いよいよ第二段階へと進んでくるのだが、ここで再び暗礁にのりあげるのが母と娘の信頼関係である。

### ●母親の対応が信頼関係の基盤に

母親と娘の会話の実例をみながら、どういう点に母親は気をつけねばならないか。またセラピストのアドバイスでどう変わるか。その違いを感じとっていただきたい。

**会話例①　すぐに自分の意見を言う母親**

祥子：お母さん、もう暑くなってきたからお風呂いいわ。シャワーかかるから。
母親：お風呂のほうがいいんじゃない。全身ぬくめたほうがいいのよ。筋肉もほぐれるし。
祥子：そうかな…。

《セラピストのアドバイス》
お母さん、祥子さんの言葉に対して、ご自分の意見を言いすぎですね。受け答えを次のように変えましょう。「そう、シャワーにするの」と、短く。

**会話例② 親は子どもの選択を尊重して**

祥子：この服どう？　バーゲンでみつけたの。ステキでしょ。
母親：うーん、なんか色がきつくない。それにすぐしわになりそうで。そんなん買うんだったら、お母さんのあげるのに。
祥子：お母さんのって？
母親：ほらこれ。いいでしょ。あんたにぴったりよ。

《セラピストのアドバイス》
「え、バーゲンで？　ステキね」と、まず祥子さんの言葉をオウム返しのように繰り返して。それからお母さんの意見を短くつけ加えましょう。「お母さんのこの服どう？　これも似合うよ」と。

**会話例③ 正論で追いつめていく母親**

祥子：きょう、過食がひどくてしんどいから淀屋橋での面接お休みしたい。
母親：え、なに言ってるの。あんたが行かないとダメじゃない。あんたのための面接でしょ。過食がひどいときこそがんばってみてもらわないと、どうするの。いつまでたっても治らないわよ。お父さんだって、忙しい仕事をぬけて面接に参加してくださってるのよ。そんな親の都合や気持ちもわからないの。

祥子：……。

《セラピストのアドバイス》

追い詰めてしまってますね。祥子さんは、言葉が続けられないでしょう。お母さんの言ってお
れることは正しいからです。正しいから反論できないでいる。これは過食の人にとって良くない状
態です。どう言えばいいか、お母さん、ちょっと考えてみてください。

母親：はあ、でも自分のことなのに、それがいい年してわからないなんて。いや、これがいけないと
おっしゃるんですね。はい。考えてみます。えーと。

《セラピストのアドバイス》

なかなかむずかしいようですね。次のように言っていただければ一番いいのですが。「え、しん
どいの。過食増えてるものね。しんどいのならお父さんと二人で行ってくるけど、それでいいか一
度先生に聞いてみるね」。一度ワンクッションおいたほうがいいんです。電話なりファックスで聞
いてみて、それからまた話し始める。そのほうが祥子さんも考える時間がありますから。

母親：聞いてみたわ。ご両親お二人でおいでくださいって。私たちもアドバイス受けて変わらないといけないことといっぱいあると思うから。でもまぎわに行けそうだったら声かけてね。

ここに紹介した会話例は、ほんの一例にすぎない。もっと多くの会話に対してセラピストは根気よくアドバイスを出していく。母親の受け答えや相づちが上手になってくると、子どもの会話量が増え、声も大きくなってくる。母親との会話がはずみだすと、信頼関係が築かれてきたと考えられる。

## 治りにくいタイプ⑥良くなるとすぐ一人暮らしをしたいと言う

正子（三十歳、過食歴十年［来所時］、治療開始して三年経過）

### ●重症の過食症が、まず一安心をむかえる

正子は過食症の治療を始めて三年がたっていた。過食そのものは、ほとんど毎日一回あり、完治したとは言えない。しかし以前のように過食に振り回されることはなくなった。夜に一回過食し、明日の仕事に差し支えるという食べ方ではない。

金額も一回千円を越えないと上限を定めた。来所当時は一日五千円ほど過食につかっていた。それをよくぞ千円までもってこれたと思う。本人のできる点をほめつつ、親の心配も伝えつつ、過食

が治る道筋をじっくりと話しつつ、やっと本人の納得がえられたのだ。「納得」、そう、この言葉が摂食障害の人にはとても大事である。

「かなり過食のコントロール力がついてきましたね。みなさん、本当によくがんばってこられました」と、セラピストも安堵するとともに、本人と家族を励ます言葉をかけた。

### ●必ず出てくる「一人暮らしがしたい」

過食症から立ち直りかけると、必ずと言っていいほど出てくるのがこの言葉「一人暮らしがしたい」。ＯＬとして仕事にも出られだし、過食にかかる費用もなんとか自分でまかなえるようになった。もちろん家賃などまでは無理だから親に援助はしてほしい。

正子は面接で両親にむかってこう話した。「まだ一日一回の過食から抜け出せていない。でも一人で暮らすようになったら、治ると思うんです。援助してやってもいいんですが」と、一人暮らしを認める気持ちでいる。両親も「過食が治るのなら、援助してやってもいいんですが」と、一人暮らしを認める気持ちでいる。「過食症の一人暮らしは、危険がいっぱい」であることを話し、果たしてそれが可能かどうかをはかるチェックシートをやってもらうことにした。

### ●本当に過食症は改善してきたであろうか

次に示すシートは、治療が進んで「どれだけ症状は改善してきたか」「治療の第二段階へ進めるか」「本人の要望を聞き入れてもだいじょうぶか」などを確認するために治療例を基に当センターで作成したものである。正子にも個別面接をもうけてやってもらった。

《過食症が改善してきたかを確認するチェックシート》

①本人について

□一人で外へ出かけられる。買い物、映画、絵画展など、母親や姉妹とならいっしょに楽しめる。
□きわめて親しい友人となら、レストランなどで食事ができる。
□一人分の定食スタイルなら、気にしないで食べられる。
□「多いから、ちょっと残すけどごめんね」と、気軽に言える。
□大盛り皿から取り分けて食べるスタイルは、少々しんどいが、がんばって食べられる。
□「外の活動（バイト、教室など）をやってみようかな」といった気持ちがわいてくる。また実際に少しの間なら実行できる。
□いろんなことに興味が持てだし「やってみようかな」と、実行に移せる。
□定期的に通うものは、まだまだしんどくなり続けられないこともある。
□将来の夢を語れるが、実現への一歩はまだはっきりつかめない。
□自分は「なにが好きで、なにがきらいか」、ゆっくりなら言える。

□自分のマイナス感情（イライラ、怒り、悲しみ、落ち込みなど）を母親に対して出すことができる。

②過食の状態について

□過食は続いているが、生活のリズムに組み込むことができた。
□体重の極端な減少、増加などは、自分でコントロールできだした。
□「やせ願望」は、あいかわらず強く残っている。が、「やせていないと、なにもできない」という状態ではない。
□過食をしたあと、うまく吐くこつがつかめだした。
□自分の過食スタイルが定着しだした。（夜一回、○時から○時までなど）
□過食の状態が良いときは、かなり外の活動もできるし、人との関係もスムーズ。
□過食の状態が崩れるときもまだある。が、崩れたときの自分流の切り抜け方がわかりだしている。（引きこもる、母親にぐちるなど）
□過食をしたあとの罪悪感や自己否定感が、うすらいできた。
□「太っている自分がきらい。太っていると外へ出たくない。誰にも会いたくない」気持ちはまだ強いが、それを自覚できている。
□一日の過食に費やす費用も、上限が守れる。

□過食をする時間が一定しだした。また明くる日の予定によって差し障りのないよう変えることもできる。
□過食の買い物はできるだけ自分でするが、できないときは母親に頼める。
□過食の買い物や後始末の手伝いを頼むときは、ていねいに母親が動きやすいように頼める。（メモに書いたり、品目を伝えたり）
□過食の料理を作ってもらうときは、具体的に食べたい料理名を言える。「なんでもいい」ではなく「焼きそばつくって」とか。
□手伝って（作って）もらった後は「ありがとう」が言える。

**③母親との関係**
□母親とは雑談がさりげなくできる。
□本人は母親に外であったいろんな出来事を聞いてもらえる。
□本人は母親に、外で受けたストレスをぶつけることができ、母親はしっかりと聞き役に徹することができる。
□本人は母親に聞いてもらえることで「ホッ」とし、とりあえずは安心感を得ることができる。
□本人も母親に話した後「あー、話してよかった」と、思える。

□本人の心のなかにいつも「なにかあったら、お母さんに聞いてもらおう」という安心感がある。
□本人はイライラしたとき、原因が母親でなくても遠慮なく怒りを母親にぶつけることができる。
□母親は、本人が悲しみ、怒りなどマイナスの感情を出してきたとき、なにをおいても本人を優先して聞き役にまわれる。
□母親は、本人の親批判を静かに聞いて受け止めることができる。言い訳や自分の意見を言わないでいられる。
□母親は、本人はなにがきらいでなにが好きかわかっている。
□母親は、本人との会話を会話体で記録することができる。
□母親は、本人を扱うこつがわかりかけているが、ときには失敗することもある。
□母親は、本人と買い物や旅行など、気はつかうができるようになった。
□母親は、自分の話し方のくせ（先回り、言い訳、正論・結論を言う、早口、声が大きい、一方的など）に気がついている。
□母親は、自分の行動のくせ（本人のことは後回し、テキパキ動くなど）に気がついている。
□母親は、本人に対して「仕切る、親の考えを押しつける」などの行為を知らず知らずのうちにしていると、気づいている。
□母親は、本人の性格と自分のは正反対であることが多いと理解している。

□母親は、本人が調子がよくなり外へ出るようになると、安心してすぐに自分のペースや生活スタイルにもどってしまわないよう気をつけている。
□母親は、本人の状態が元気になると、知らず知らずのうちに要求水準を上げないよう気をつけている。
□母親は、自分が働いていることを、できないことの言い訳につかうことが多いと気づいてきた。

（淀屋橋心理療法センター、家族問題研究室作成）

## ●「母親との関係」で、いくつかの点が浮上

チェックシートをやることで、正子は自分の過食症の状態がみえてきた。たしかに「本人について」の項目はかなり良い。自分でもいろんなことができだしたと思っていた。過食症に関する点でも、生活のなかに組み込むことができ、コントロールができだしていることが確認できた。しかし問題は③の母親との関係である。

「私がちょっと良くなって外出なんかが増えると、お母さんたらすぐに自分のこと中心に動くんです」という不満がまだくすぶっている。確かに雑談はできるし、グチも言えるようになった。けれど自分のやりたいことに反対されると、それ以上は口をつぐんでしまう。心のなかに「もう、私

のすること反対ばっかりして」と、うっぷんがたまっている。信頼関係というにはまだまだ道のりがある。

そうなるとうっとうしいのは母親だけではない。父親に対してもそうだ。さらにねばり強く「説得してでも自分のやりたいことをわかってもらおう」というねばり腰は自分にはない。しんどい、めんどくさい、だまっとこう。もう一人暮らししたいな。そしたら自分の好きなことできるのに。と、こういう心理から「一人で暮らすようになったら、過食症は治るんだけど」の気持ちだったことがはっきりしてきた。

## ●二つの点でまだ「一人暮らし」は早いことが明確に

まず一つは、母親の対応もまだ十分とは言えない。本人の状態が良くなるとすぐに親の要求水準があがったり、親が自分のペースにもどってしまったりしている。「一人暮らし」が可能になるには、母親が娘の対応のこつを十分に会得して、苦手意識を克服できるくらいでないと。

二つ目は、正子自身も自己主張の力や、相手を説得するねばり腰など、力をつけないといけない点がある。チェックシートを通して、自分の過食症の状態を客観的に把握することができ、「一人暮らし」はまだ早いと納得できた。

注：一人暮らしをして、過食症が良い方向に進むケースもある。それには専門家の慎重な判断と

継続的なアドバイスが必要である。

## 治りにくいタイプ⑦ できないことをすぐ過食のせいにする

真理（十六歳、過食歴半年〔来所時〕、治療開始して二年経過）

真理は高校一年のときに過食症になった。養護の先生のおかげで比較的早い段階で来所し、治療は二年が経過。不登校ぎみで進級が危ぶまれたが、ぎりぎり合格し、三年に進級できた。過食はその後おさまり、フォローの段階に入ったかにみえたが…。

### ●過食症再発のファックスが

母親からファックスが入った。以下はそのあらすじである。

たいへんです、真理がまた過食を始めたようなんです。最近食事をいっしょに取りたがらないし、すぐに自分の部屋へ入ってしまって、おかしいなと思ってました。それで私、あの子が学校へ行ってるあいだに部屋へ入ってみました。あちこちに食べた後の袋や食べカスがちらばって。それにバケツがおいてあるんです。あきらかに食べたものを吐いているようです。それに最近遅刻や欠席が増えてきました。

なぜ⁉　学校でいやなことがあったのでしょうか？　言いたいことがあるのに、私に言えないなんて。あれだけ『お母さんにはなんでも話せるようになりました』って、面接で先生に話していたのに。またまたひどくなったらどうしようかと、とても心配です。

ショックを受けた母親の様子が手に取るように伝わってきた。とにかく予約をとって治療面接をお願いしたいという内容だった。

### ●「過食のせいで、課題提出が間に合わないの」

久しぶりにやってきた真理は以前より大人びた感じになっていた。うつむきながらセラピストと話しあった内容はこうだ。

真理：私、なにをやってもみんなより遅いんです。こないだも課題提出が間に合わなくて。時間がかかるタイプだってことわかってるんですけど。

セラ：そうでしたね。何事にもじっくりと取り組むタイプだってこと、以前面接のなかで話し合いましたよね。

真理：はい、覚えてます。「私は、じっくり取り組むタイプ。だからみんなより早めにスタートすればいいんだ」って思って、ずいぶん気持ちが軽くなっていたんです。

セラ：それがどうしてまた過食症がひどくなってきたのかしら。

真理：私、夜に一回過食してるんです。それがだんだん時間が長くなってきて、課題ができないんです。気持ちばっかりあせって、集中できないし。過食して吐いたあと、身体がしんどくてボーッとしてしまうし。もう私、過食があるから課題の提出にも間に合わなくて。

セラ：それをお母さんに話しましたか。

真理：お母さんは聞くだけだから。「うんうん、あ、そう」ばっかり。

## ●「過食さえなかったら、大学をめざせたのに」

欠席が増えだした原因は、受験勉強の雰囲気が耐えられないということだ。真理はなぜ登校をしぶり、過食が増えていったか、そのいきさつを次のように話した。

真理：二学期になってみんなすごい勉強しだして。私がちょっと話しかけても返事もろくにしてくれないし。今度の日曜日にテニスをしようって友だちと約束してたのに断ってきたり。なんかそんな雰囲気がとてもいやで。

真理自身は大学には行かず、専門学校へ入ることが決まっていた。二学期も半ばを過ぎると、クラスの他の生徒たちが受験勉強に必死になるのは当然予測されたことだ。真理は今ごろになってこんなことを言い出した。

真理：私、本当は大学に行きたい。みんなみたいに大学に行ってクラブ活動がしたいんです。過食があるから、私はみんなと同じように大学をめざせない。本当は専門学校に行きたくない。受験勉強している友だちみてると、うらやましい。過食さえなかったら、私だって大学めざせたのに。

### ●過食のせいにする人は、過食にしがみつかれる

「過食があるから、これこれができない」「過食さえなかったら、わたしもできたのに」。過食症が長引く人からよく聞かれる言葉である。過食衝動にふりまわされなくなり、母親との関係も安定してくると、外に向かっての行動が始まる。すると、現実の世界が目の前にせまってくる。そこには信じられないほどのストレスがいっぱい控えている。それにぶちあたったときに、この言葉は出てくる。現実から、自分自身の人生からの「逃げ」以外のなにものでもない。

自分にとっていやなことをすべて「過食」のせいにしていると、いつまでたっても経験や知識を力に変えることができない。いきなり「人生の進路をどうする」といった大きな山を乗りこえるの

はむずかしくても、生活のなかの小さな山ならできることはいっぱいある。すべてを過食のせいにして「乗りこえられない」とさじを投げていると、本当に過食は治らない道筋に入ってしまう。過食のせいにする人は、過食症がなかなか離れてくれないのである。

## 治りにくいタイプ⑧「過食は人生の汚点、悪」という考えにとりつかれている

志保（三十歳、過食歴八年［来所時］、治療開始して一年半経過）

### ●「ごほうび過食」って言葉に抵抗を感じるの

過食はあくまでも悪、それを「ごほうび」だなんて。たいていの過食症の人はそう思う。過食をしたあと「またやってしまった。私はダメ人間だ」といった気持ちから、すべてに意欲をなくし、やっと見つかった生きがいまでも捨ててしまう。過食後の罪悪感が、治療の前進をさまたげる。しかしその意識を変えることはとても困難である。それでもいくつかのステップを経てくると少しずつこの意識も変わってくる。そのプロセスを紹介しよう。

《過食症のとらえ方を変える治療のステップ》

**ステップ①**

「また過食をしてしまった、どうしよう」というパニック的なとらえ方をしてしまう。過食を悪者扱いしているので、自己否定の気持ちが強くなり、だんだん自暴自棄に。また運悪く「うまくもどせない」と、またまた太る恐怖にさいなまれて、引きこもり過食に逆もどりの危険が大きい段階。

**ステップ②**

過食に関しての「ルール決め」をする。過食はしてもいいから、できることを一つか二つ選んでやってみよう。どんな小さなことでもいい。たとえば「玄関の靴をそろえる」「朝起きたら、ふとんをあげる」など。このルールの中身は、本人と母親、そしてセラピストの三人がよくよく話し合って決める。

本人が自分で決めることができ、納得して取り組めること。それと本人が続けられる内容のルールを選ぶことがポイント。このルールの中身は少しずつレベルを上げていく。

**ステップ③**

一週間に四日できたら○ですと決めておく。白い大きな紙にマジックで次のように書く。「私は四日も玄関の靴をそろえることができました。よくがんばりました。過食はがんばったごほうびです」。これを本人の部屋の壁にはっておき、一日最低三回、声に出して読んでもらう。

**ステップ④**

何回か後の面接で、たいてい本人から「靴をそろえたくらいで、ごほうびだなんて。子どもみたいで私いやです」という言葉が出てくる。「それはそうですね。あなたの気持ちよくわかります。あなたが成長してきた証拠ですよ。それじゃどんなルールがいいですか」と、ハードルを上げ次のルールを設定する。

**ステップ⑤**

「良いことをしたから、過食はごほうび」という意識が少しずつ本人に定着してくる。過食は悪いこと、恥ずべき人生の汚点、という言葉がしだいに聞かれなくなる。「このごろなんか落ち着いて、味わって過食できるようになりました」とか「お父さんがいても平気で食べてるの」といった言葉が出てくる。本人の心に焦りが減って、過食を楽しむ雰囲気が感じられる。

**ステップ⑥**

過食を一日の生活のリズムにうまく組み込むことができるようになる。過食をしていても「学校（会社）には行けます」という状態になってくると、過食をしても信じられないくらい落ち着いてくる。過食はして当たり前、そのかわり決められた金額の上限や時間の制限、回数などをきちんと守れだす。

**ステップ⑦**

「過食は私にとって、ストレスの解消方法の一つだと思えるようになりました」「過食があったから、自分という人間をよりはっきりとつかめることができたように思います」。こうした発言が聞かれるようになると、たとえ過食そのものは一日一回ほど残っていても、立ち直る日は近い。意識のなかで完全に過食を味方につけ、善とまではいかないが憎めない悪友といったとらえ方ができている。もちろん最終目標は完全に過食をなくすことだが、ここまで来て、ようやくそのゴールが目前に見えてきたと言える。

## ●とらえ方を変える治療のステップを、じっさいにつかってみると

志保はやせたくて近くのジムに通い始めた。はじめは続かないだろうと思っていたが、意外には

や三カ月が過ぎた。ある日ジムのトレーナーから「志保さん、熱心ですね。だんだんスマートになって。その調子でがんばってね」と、おほめの言葉をちょうだいした。「今までがんばってきてよかったな」と、志保は嬉しかった。ところが…。

この言葉掛けから、志保は信じられないことだが過食がひどくなり、ジム通いを続けられなくなってしまったのだ。とうとう自室にこもって過食をし続けるという生活に陥ってしまい「過食なんかする自分は最低。もう太るだけ太れ」といった、なげやりな言葉を母親にぶつけているという。いやがる志保を引きずるようにして、両親が面接に連れてきた。

**《とらえ方を変える治療のステップの流れ》**

うれしい言葉掛けから、なぜ暗い自分を追い詰めてしまうだけになり、過食をし続けるようになるのか。その心の流れをメモ用紙に書き出してもらった。

**メモ①**「今までがんばってきてよかった。喜んでもらえて」

**メモ②**「でもこのごろ、運動してるわりに体重が減らないんだけど」

**メモ③**「先生をがっかりさせてはいけない。もっとがんばらなくては」

メモ三枚書いたところで、志保は自分がなぜ先生の言葉がうれしいけれど、しんどく感じたかがつかめだした。セラピストは次のように聞いてみた。

セラ：この一連の流れのなかで、「あー、ここはこう言わなければよかったのに」と思うところはありませんか？

志保：はい、先生に「ありがとうございます。もっと減るようがんばります」って、言ってしまって。あとでしんどくなってきました。

セラ：それじゃ、その言葉をメモに書いてください。ほかにありますか？

志保：家に帰ってからお母さんにまで自慢してしまって。お母さんも「じゃ、あと五キロだね」って、言ったりして。

セラ：それでよけいしんどくなってきたんですね。その心の流れをまたメモに書いてみましょう。

**メモ④**「お母さんも喜ばせてあげないと。夜に走ろうかな。そうすりゃ五キロ減量に近づける」

**メモ⑤**「夕食で、お父さんに『私やせたでしょ。ほめられたの。もうどこへでも出かけられるよ』って言ってしまった。あとでしまったと思った」

**メモ⑥**「その後、自分の言った言葉がずるずると尾を引いて自分を動けなくしていった」

セラ：なるほど。書き出すことで、「ああしなければよかった」という点がはっきりとしてきましたね。じゃ次に「こんなときはこう答えればよかった」と思う言葉をメモに書き換えてください。

志保：はい、わかりました。

（書き換えメモ）

**メモ⑦**「ま、いいか。減らなくても、今のままでもやせてきてるんだし。『先生、すみません、またがんばります』って言っとこう」

**メモ⑧**「五キロ減量なんて無理。お母さんのことだから、減らなくても許してくれる」

**メモ⑨**「でも、本当はまだ外に出るのが恐い。人の視線が気になるし、知ってる人に出会って『志保ちゃん、太ったね』って思われるのが恐い」

とらえ方を変えたい内容を書き換えメモに書いてもらった。これは自分が言ったあとしんどくならない返事とか、行動しやすい返事などである。それを元のメモの横にはってコピーをとった。そしてセラピストは志保に「一日三回、声に出して読んでみてください」という課題を与えた。

こうしてじっさいに会った人との対応を書き出すことで、自分の感情や考えを再点検できる。しかも断片的でなく一つの流れとしてとらえ、全体像を把握できる。書き換えメモで自分がうまく切り抜けられる言葉を書いて声に出し練習しているうちに、また同じような場面に遭遇したときは、すんなりと行動しやすい対応ができるようになる。このようにすると、落ち込んで悩んで、過食衝動に陥ることを減らす方向にもっていけるのである。

# 第四章　立ち直りの工夫と良くなるきざし



## ●こんな工夫が良くなるきざしをもたらす

長引く過食症・拒食症の治療。「良くなっては崩れ、崩れては立ち直り」の繰り返し。本人も家族も「もう治らないんじゃないか」と、何度も絶望の淵に立たされる。それでも面接治療を続けるうちに、オヤッと思う発言や行動がみられる。明らかに立ち直りのきざしである。本人と家族の努力や工夫が、ようやく確実な好転のきっかけをうみだしはじめたのだ。「これはいい。このきざしはまちがいなく良い方向に行くにちがいない」と、治療者も心のなかでうなずく。家族の方にもこのきざしを知ってもらいたい。努力や工夫の成果がみつかればこそ、長引く症状も乗りこえる勇気がわいてくるであろうから。もちろん半年から一年で治る軽い症状の摂食障害もある。ここではかなり長期化した難解なものを中心にとりあげている。そのいくつかを実際の症例のなかから紹介しよう。

## 一．過食症での良くなる工夫やきざし（初期から回復期にいたるまで）

●過食したいものを、母親に品名で頼めるようになる

母親が「なに買ってくるの」と聞いても、いつも「なんでもいい」という返事。いったい自分はなにが食べたいのか、なにが好きなのか、まったくわからない。「メモに書いてでもいいですから、食べたい物、買ってきてほしい物をお母さんに伝えましょう」と、セラピストは課題を与える。

「えーと、書けるかな」と、言いながらも少しずつ出てくる。

「プリン、チョコレート、ジュース……」

過食症が数年にわたると、自分はなにが食べたいのかがわからなくなる。回復への第一歩としてまずは「自分の好みを確認でき、それを相手にしっかりと伝えること」。このトレーニングをしながら自己確認の力をつけていく。

### ●買ってきてもらったら「ありがとう」を忘れずに

買ってきてもらって当たり前。「こんなもの食べられないよ。チョコレートは○○のでないといや」「えー、たったこれだけ。足らないよ」。母親はスーパーの袋を両手にいっぱいかかえて帰ってくるのに、文句たらたら。これでは治る道筋は歩めない。

「本当は自分で買いに行くべきなんだけど、外へ出られないから頼むんです。お母さんに『買ってきてくれてありがとう』。この気持ちを絶えず忘れずに、できたら声に出して言えるようになりましょう」。セラピストは早い段階からこう語りかけている。これが言えるようになったら一山越えられたと言えよう。

### ●〝玄関の靴をそろえる〟「この子、まだ守ってやってくれてるんですよ」と、母親

約束をしてもう半年になる。セラピストのほうが忘れていた。まだしっかりと守ってやり続けていると、母親から報告があった。凡事徹底ということばがある。ささいなことかもしれないが、重い過食症に悩まされながらも、これだけはやり続けている。母親とセラピストと三人で約束した。本人のなかの「この約束を守ることで、自分にも家のなかで役に立つことがあるんだ」という意識が、きっと過食の姿を変えていくだろう。重症なときには、こんなささいなことをしっかりとほめてやることが、立ち直ろうとする意欲につながることはよくある。

●「食べたくなったら、お母さんと散歩することにした」

一日三回過食している。朝昼晩、食べて吐いて。もうそれだけで一日が終わってしまうくらい過食に振り回されている。過食衝動には、二十四時間たえず悩まされていると言ってもいいくらいである。もちろん学校は休学状態だし、仕事をしている人なら退職に追い込まれている。引きこもりに近い。一人でなにかをするということができない状態とみていい。そこで「一人でがんばろうと思わず、お母さんの力を借りましょう。なにかいっしょにできることを考えてみて」というアドバイスを出した。過食できない状況を意図的に作ってしまうことで、なんとか切り抜けることができる。

「お母さん、散歩しようよ」と、母親をさそって外へ出ることにした。自然の木々や景色をみながら、母親との会話も増えてきた。家に帰ってからも少しずつ食べることから関心がそれだした。

●「暇な時間ができたら、これをやる」と、前もって決めておくの

食べること以外には、行き当たりばったりの生活しか送れないのが重症の過食症である。なにもすることがない時間ができようものなら、すぐさま過食モードに入ってしまう。学校から帰って家に一人でいるとか、日曜日も朝からなにも予定がない生活状態が、過食の回数を増やしたりする。かといって自分ではなにをしていいかわからないし、したいこともみつけられない。

そこで「時間ができたらやりたいこと、できること、しなければいけないこと」のリストを、いっしょに話し合いながら作成する。「本をならべる」「机の上を整理する」といった、とりあえず簡単にできることがいい。できたらほめる、を繰り返しているうちに、前もって自分で決められるようになる。これができる段階になると、かなり自分で過食衝動を抑えようという意欲がわいてきたとみていい。

## ●お母さんに「明日はパジャマのままで引きこもるからね」って、宣言した

過食症の子は別名「気づかいのお姫様」。少し良くなると、お父さんお母さんはじめ家族のみんなに気づかいをする。「お母さん、お茶碗洗っといたよ」「お父さん、このタオルどうぞ」。そしてノーが言えない。「ノーと言うと、相手を傷つけるんじゃないか」「私のこと良く思わないんじゃないか」。そして行きたくもないのに、デパートめぐりに同行してみたり、合わせたり。だんだんしんどくなってきて、うつっぽくなり過食が止まらない。自分の疲労度がつかめないまま、合わせることを続けてしまう。また家族も「元気になってきたね」と、うれしさ半分、油断半分で動き出す。

面接治療がすすんでくると、自分の気づかいパターンがつかめ、疲労の度合いが測れるようになる。「そろそろ切れるぞ」という限界ラインが察知できるようになり、大崩れするまえに先手を打って「引きこもり宣言」ができる。これができるようになると、自分を取りもどし、過食衝動も抑え

られるようになる。

注：「引きこもり宣言」とは、親にさそわれるままつき合うのをやめて、自分のペースを取り戻すため、自室にこもって休養すると宣言すること。

### ●「ダラダラ食いを六時までがまんしようって決めたの」

家にいてなにもすることがなくて、だらだら食べはじめると止まらない。やっと過食症から立ち直りかけても、ついこのダラダラ食いが再度の食べ吐きの導火線になってしまう。そこで「○時まででは、ぜったいに過食をしないと決められますか」と、治る道筋の質問を投げかける。あれこれ悩んだ末、「よし、ぜったいに夕方の六時まで食べないぞ」と、決めたという。母親にはまわりに食べ物を置かないよう頼み、自分も外へ買いに出ない。もっと厳しく一定時間まで、貯金通帳や財布、自転車や車のかぎをも預かってもらった。意志の力が崩れないよう、外堀を固めておいたのだ。そして三カ月もたつと、がんばらなくても自然に「六時までは食べない」が守れるようになった。

### ●小さな不平不満がまだ感情をぶつける感じだが、出せだした

小さいころから良い子ちゃんで通してきたから親に向かって文句が言えない。不満があっても「こんなこと言ったら、お母さんにきらわれるからやめとこう」で抑えてきた。

「どんな小さなことでもいいから、いやだなって思うことあったら、口に出して言ってみよう。それが過食からの立ち直りのきっかけになるから」と、セラピストは語りかける。良い子、しっかりした子でずーっときた子は、これがなかなかむずかしい。しかしひとたび変わり始めると、「もう、お母さんたらきらい！　あれほど言ってたのにまだしてくれてないやん」と、怒りだした。明日の授業でつかう材料を買ってきてくれてないと。いったん怒りだすとしつこい。夜寝るまで怒って母親を寝させない。よくある光景である。

親は「もういいかげんにしてよ。明日買っといてあげるって言ってるでしょ」と思う。親にとっては試練のとき。今まで良い子だった子どもが突然反乱を起こしたように不平不満を言い出す。しかしこれはとても大事な時期である。口に出してぶつけられるようになっただけ、治療的には前進である。しかしこの時期はなるべく早く通り抜けたい。この状態に何年もとどまると、家族も疲れてしまうであろう。

## ●「夕飯のことで文句言ったの、ね、お母さん」

「まだしんどいって言ってるのに、お母さんが夕飯のメニューを『すき焼き』にするって言うの。みんなでお鍋囲んで、取りながら食べるってつらいのに。それでそのこと言ったらお母さんすぐにメニューを変えてくれた。肉じゃがだったかな。一人分がきっちりしてるから、安心して食べられるの。ホッとした」。

過食症で食べ吐きを続けていると、どれだけ食べていいのか、なにをとればいいのか、わからなくなってしまう。だから好きなだけ取って食べるスタイルはしんどいのである。ここでは母親に食べることで文句が言えだした。これが大きな進歩である。また母親も聞いてすぐに「わかったよ」と受けている。「思いきって言えた→言ってよかった」。この繰り返しが、確実に過食の回数を減らしていく会話のパターンである。

## ●「朝、昼、晩と三度の食事を少しでもとれるようになりました」

なにをどれだけ食べていいかわからない。食べ物をみたとたん、過食衝動のスイッチがオンになり、ワーッと食べてしまう。と思うといっさいの食べ物を拒否したり。朝を抜いたり、昼を抜いたり、夕飯をいっぱい食べたり。いつ空腹になるのか、またいつ満腹なのかが自覚できない。症状が数年にわたると、こういう傾向が強くなる。

食生活がすっかり乱れた状態からカウンセリングを受け、半年ほどたったころ「三度の食事がきちんととれるようになりました」という報告が聞かれると立ち直りのきっかけをつかめたな、と思う。

「量は問わないから、とにかく朝昼晩と三度食卓について、規則的に食べ物を口に入れましょう」というアドバイスから入っていく。このアドバイスが合う人はそう多くはいない。が、うまく合えば確実に過食症から立ち直るきっかけとなる。

●「過食の買い物は自分でって。実行してます」

「お母さん、あれ買ってきて、これ買ってきて」と、過食の買い物を当たりまえのように母親に頼んでいた。母親も「過食は病気だから仕方がない」と思い、毎日マーケットへ買い出しに。おかしなどがいっぱいつまったスーパーの袋を、娘の部屋へ運ぶのが日課だった。「いつまでこんな生活が続くのかしら」と、母親は疲労と不安できれて叫びだしそうだったと話す。

「過食症に関することは、自分でする」というのが基本。買い物、食べる準備、後始末など。もちろんこれには段階があり、いっぺんには無理なケースが多い。しかし「してもらって当たりまえ」という親への依存は、過食症からの立ち直りを遅らせる。外へ出たときは半分は自分で買うとか、近くのお店で買えるものは自分でとか、できるところから「自分で買う」という約束をしてみた。はじめのうちはぐずぐずと抵抗をしていたが、一年もたつといつのまにか過食の買い物は自分でするようになり、元気よく「過食の買い物、もう自分でやってますよ」と報告するようになった。

●「最近、味わって食べられるようになりました」

食べたいモードにスイッチが入ると、もうダメ。冷蔵庫に突進して、あるものすべて食べ尽くすまで止まらない。「とにかく早く食べたい。時間かかるのめんどくさい」と、次から次へとつめこむように食べる。目の色も表情もかわっている。「まあ、これがわが子かと、情けなくなります」と、母親は言う。反面、「お父さんにはぜったい食べてる姿をみられたくない」と、本人は内心びくびくしながら食べている。

それが面接がすすみ、親子関係がほぐれてくると、食べ方が変わってくる。台所に父親がいてもゆうゆうと食べられるようになる。以前は冷凍したパンにかぶりついていたのが、食パンを焼いてバターをぬって「これ、おいしいね」と、味わって食べられるようになった。

### ●過食にかかる時間を自分で調節できる

いつもは過食をスタートしてお腹いっぱい食べて、吐いて、シャワーをあびて「あースッキリ」まで三〜四時間はかかっていた。それが最近二〜三時間で切り上げられるようになっている。「だってあしたの授業にさしつかえるんだもん」と、明日の段取りも考えられる。「だらだら食べるくせから、いいかげん抜け出したいの。だから吐きやすい物を選んだり、工夫して食べてるんよ」と、笑顔で話している。

## ●「お母さんから自立したい。いろんなこと教えてね」

「私、生活面でお母さんにずいぶん依存してるなって思います。これって過食症が治らないことと関係があるんじゃないでしょうか」。彼女は過食の買い物から、炊事、洗濯、生活のあらゆる面で母親に頼っていた。

カウンセリングがすすむにつれ、依存することからくる不安感が、過食衝動の引き金になっているということに気がついた。セラピストは「せめて過食の買い物だけでも、自分でしましょう」とか「過食の後始末は、後でもいいから自分でしましょう」というアドバイスを出してきた。本人は気がついてはいるものの、「依存することは自分の特権」という意識から抜けられず、なかなか「自分でする」という形にはならなかった。しかしこれでは過食症はいつまでたっても治らない。

本人が依存に気づいていくようにカウンセリングをすすめていくうち、やがて自分から「お母さんから自立しなくては。いろんなこと教えてね」という自立宣言の言葉が出てきた。その後食事の支度、アイロンかけ、買い物、洗濯など、母親に教えてもらいながら覚えていった。

生活面での自立ができてくると、だんだん面接で話す様子に変化がみられだした。背筋をしゃんと伸ばし、まっすぐ前を向いて話しだしたし、自分の意見を自信をもって言えだした。もちろん過食のコントロールにも積極的に意見を言ったり、工夫をしたりするようになった。

目にみえて過食症の状態が良くなってきたのは、それからまもなくのことだった。

● 本当の友だちと表面だけの友だちのあいだに、境界線が引けだした

「分けたりして悪いんだけど…」と言いながら、亜子さんは語ってくれた。今までの友だちのなかで「Aさんは、表面だけいい人」「Bさんは、私の調子の悪いときも変わらずつきあってくれる信頼できる人」「Cさんは、まじめだけど自分のこと中心の人」など、分けて考えるようになったと言う。

「亜子さん、少しも悪くないですよ。きっとこれから友だちづきあいが、ずっと楽になると思います」と、セラピストは話した。今まで亜子さんは自分のまわりにいる人みんなに気をつかって「みんなに良く思われなくては」と必死だった。だから意外にも評判のいい人気者。座持ちをしてくれるので、みんなからリーダーに選ばれる。

ところが本心はそうでない。学校でも職場でも人間関係に疲れはててしまっている。そのストレスを癒すために、毎晩過食に走っていた。しかし人間関係の整理ができるようになると、気をつかう人とつかわなくてよい人の区分けができだした。今までのように神経をすり減らす必要がなくなり、過食衝動もゆるやかなものになってきた。

● 友だちとレストランで食事をするのが楽になってきた

「こんなに食べられない。どうしよう」とはらはら。「残したら相手がいやな思いするかな。でも

全部食べたら過食にスイッチが入ってしまうし」と不安がわいてくる。「がつがつ食べてないかしら」と相手の目が気になる。

それがだんだんと先手が打てだした。量が多いなと思ったら「私まだダイエット中だから、残すかもしれないけど悪く思わないでね」と、前もって言えたり。「これ、多そうだから、食べてくれる？」と、はじめにお皿に盛り分けることもできだした。だから前ほど相手のことが気にならなくなった。自分のペースで食べられるし、今はずいぶん気が楽。

## ●ごほうび過食が先手を打ってできだした

亜子さんから次のような手紙をもらった。面接で以前から話していた〝ごほうび過食〟が、うまくとれたという内容だった。

《手紙より抜粋》

先生、お元気ですか。

きょうはうれしい報告ができます。

今週はずっとスケジュールがつまっていて、とてもしんどい一週間でした。

月曜の夜は真美ちゃんに彼氏ができたらしく話をしたいということで飲みに行きました。

火木はパソコン教室。これも休まず続けています。

金曜日は東京から親戚の人がくるので駅までお迎えにいきました。

この一週間、信じられないくらいがんばってきています。少しストップしなければ週末が心配になってきました。今ならコンビニにも寄れて自分で買い物ができます。それでお母さんに「私、ごほうび過食してもいいよね」って聞きました。そしたらお母さんも「今週はよくがんばったからいいんじゃないの」と言ってくれました。コンビニで買い物をして家に帰って過食嘔吐し、シャワーを浴びて寝ました。

そのおかげで今日からまた元気に会社に来ています。

亜子より

注：「ごほうび過食」——過食症の人は『過食をすることは、悪いこと』という意識が強いため、落ち込んで動けなくなってしまうことが多い。そこで「よく頑張ったから、今日の過食はしてもいいですよ」と、ごほうびの意味づけをすると、落ち込まないだけでなく、その日のストレスを解消できたような感じをもつことができる。しかしこの感覚を本人がもつのはたいへん難しく、セラピストによるきめ細かな導きが必要である。

### ●母親を受け入れられだした

テキパキ行動派の母親。ものの言い方もポンポンと短く歯切れがいい。ところがじっくりゆっくり慎重派の美咲には、どうしても違和感があった。性格が母娘なのに正反対の二人。美咲はことごとく母親に対して反発。「私はお母さんに愛されてへんのや」と、子どものころから思いこみ悩んでいた。最近では面接室で「お母さんのせいで私は過食になったんやで」とまで言い張っていた。

セラピストは母親のつけた生活の記録をもとに話し方、声の調子、相づちの打ちかたなどをこまかくていねいに指導。三カ月たったころから二人のあいだに変化がみられだした。美咲の心に母親への信頼感が芽ばえだしたのだ。「あのね、お母さんが変わってきたみたい。私がしんどそうにしてたら、『大丈夫？　ふとんしこうか』とか『柔らかいものつくってあげるよ』とか言ってくれるし。過食嘔吐しても『吐くのたいへんだったね』と、やさしい目でみてくれるようになって」。

そしてさらに三カ月。美咲の話す内容がちがってきた。「いっしょに外出してね、テキパキしてるお母さんをみて、あー、あれがお母さんの本当の姿か。とすると家で私に接するときは、ずいぶん努力して変えてくれてるんだな」と。母親への信頼感がさらに強まり、タイプのちがいを乗りこえて受け入れだせている。過食症が治る基盤がしっかりできだしたと言える。

●食べることでお母さんに自然に聞けた

『お母さん、一人前ってこれくらいでいい?』『うん、それくらいじゃない』って。本当に自然な感じで会話できたの。今まで食べることに関しては、いつでも意識過剰でぎくしゃくしていたのに。食べることでお母さんと気軽に話せるようになったんです」と、幸子は本当にうれしそうにこう話してくれた。

●小さな怒りの爆発のおかげで「家にいるのが楽になった」という言葉が

引きこもり過食歴八年になる真貴からやっと次のような言葉が聞かれだした。

「前は家にいたくなかった。家にいるとじっとしていられず、外へ出たくてイライラしてた。前はお母さんの顔色ばっかりみて『なんかしなくては』って。掃除やご飯の支度を手伝ったりした。気をつかっていたんだと思う。今は怒りが大きくなる前に小さな爆発ができだしたので、ずいぶん気が楽。言いたいことが言えるようになったし、お母さんも聞いてくれる。ときどきせかせかと対応されて、むかつくけど、またそれにも反発できるし」。

●父親に対して開き直りができだした

今までは「吐く音が聞こえたら、なんて思うだろう」「もったいないと思わないかな」「いやだなと思わないかな」など、父親のことがずいぶん気になった。だから父親がいると「みられたくない」「聞かれたくない」と、過食を我慢していた。

それが父親も参加の面接をもちだしてから変わってきた。「きのうお父さんいたけど『どうせ知ってるんだから、まいいか』って、過食嘔吐しちゃった」と、あっけらかんと話す。父親に対して気づかいよりも、開き直りができだした。

### ●小づかい帳をつけて、過食の費用を管理

過食と闘って四年目の恵子さん。当センターのカウンセリングを受けて一年がたつ。はじめのころは、自暴自棄に陥っていた。「もうどうにでもなれ。太るだけ太れ！」。こんな心境ですと話していた。

恵子さんの過食がわずかずつ好転しだしたのは、母親の協力を得て「お金の管理」をしてもらいだしたころから。すべての金銭と通帳、はんこ、カードを母親に預かってもらった。毎日最低必要な費用をもらう。過食の費用も上限一日千円と決められた。苦しくても食べたくてもお金がないから買えない。家の冷蔵庫をあけても、すぐに食べられる物は置いてない。この状態が三カ月続いた。もちろん両親や家族の納得、協力がないとできることではないが、幸い恵子さん以外は成人していたので了解を得ることができた。

やがて次の段階では母親の管理の手をはなれ、自分で小づかい帳をつけ始めた。過食の費用として別の封筒に一月分をまとめて入れ、それ以上はつかわないと決めた。が、最初はそんなにうまくいくものではない。その間の苦しい気持ちを恵子さんは次のように寄せている。

《恵子さんの手紙》

もうコントロールできてるはずなのに、一日千円が守れず、チョコレートと菓子パンを買ってしまいました。お母さんがお風呂に入ってるあいだに、食べて吐いて。「またやってしまった」という後悔の気持ちでいっぱいです。長い間、協力してくれて、応援してくれてるお母さんには言えません。どんなにがっかりするかと思うと、情けなくって。

小づかい帳、今まできっちりつけてたのに、今日でゴチャゴチャになってしまいました。過食の費用も守れてたのに、自信ががらがらと崩れてしまいました。「こんなにつかってしまって」と自己嫌悪になりそうです。

何回かの失敗を経験し、くじけそうになりながらも恵子さんはこの試みに挑戦した。半年たったころからきちんと「過食の費用は一日千円以内」を守れるようになり、感情の波が落ち着いてきた。「千円以内であれば、そんなに太らないいんですね」という言葉が出るようになってから、逆にこの金額が下がりだしている。

## ●「過食している私が自然になってきた」

長い間、過食しているときは、いつもの私とちがってた。お父さんもなんか、よそよそしい目でみてるし、お母さんもわざと話しかけてきたりする。私の過食を非難するまなざしだった。緊張して、わざと壁のほうを向いて食べたりして。それがなんか変わってきている。そんな特別の雰囲気を感じない。すごく自然。過食していないときの私と、変わらない雰囲気なんです。肩に力を入れないで、過食できるなんて、なんか信じられなくて。

罪悪感をきつく感じなくて過食できる環境が、私にもあるなんて。

生活のなかに溶け込んだ過食。自分の生活リズムに組み込まれた過食の姿。

これは大きな変化。家族のなかに、過食を特別視、敵視しない雰囲気ができてきた。過食を楽な気持ちでできる環境がやっと整いつつある。親子で話し合える機会が増えたからこそ迎えられた良い変化である。これはお城にたとえると「石垣」に相当する。過食がよくなる道筋の基盤とも言えるほど、大切なことである。

自分流の過食スタイルがあってはじめて次のステップが話し合えるようになる。

### ●「過食は仕事のストレスを発散させてくれるの」

過食を夜にするという人は多い。みんなが寝るころに食べはじめると、誰からもみられず監視されず、思いっきりできるからであろう。「苦しい、おなかがぱんぱん。吐けない。どうしたらいいの」「こんなことやめないと、身体がいたんでしまう。わかってるのにやめられない」。下剤をつかったり、指をつっこんで吐いたり。過食症との戦いは悪戦苦闘の歴史である。

こういう数年を経て、治療もすすんでくると、過食を敵視して闘おうという気持ちに変化がみられるようになる。一日のスケジュールのなかにくみこんで、行動が崩れないよう時間や量のコントロールもできるようになる。経済的にも決められた上限を守っているし、後始末も自分できちんとできるようになる。過食症における自立が確立されてくると、次に出てくるのがこの言葉である。「過食は、私のストレス発散の一つだと思えるようになってきました」。過食を味方につけられるようになると、ぐーんといい方向に展開してくる。また過食症からの卒業に向けても大きな一歩を踏みだしたと言える。

### ●食べ物に対する執着心がうすれだした

「面接が始まってもう四〇分になるんですけど、一回も過食の話が出てませんよね。最近こういう傾向の面接になってきましたが、なにか意図的なものがあるんですか」と、セラピストが本人に聞いた。「いや、過食は毎日夜続いてます。なんか『くせ』っていうか、『食べたい』とかじゃなくて。食べてる途中で『忙しいのに、こんなことしてられへんわ。もうやめとこ』になって。そう言われると、最近食べ物に関する意識が分散されてきました。前なら『あれでないとだめ』とか『こんな量じゃ足りない』とか文句言ってましたけど、『ま、いいか。ここにあるもので』と、いうふうになってきました」。

食べ物に対する執着心がうすれだしたというのは、過食症から立ち直るキーワードである。体重に関するこだわりと同様、なかなか聞かれる言葉ではない。やっと八合目まで登ってきたと言える。しかし油断は大敵のころでもある。

## ●「私の細さは吐いてる細さや。健康的な細さやない」

やせ願望からなかなか解き放たれず、食べ吐きを五年も繰り返してきた。ずいぶん細い体型だが、本人は「もっとやせないと」を主張してやまなかった。それが「健康的な細さと、病的な細さのちがいに気がついてきた。「こんなんがりがりなだけや。もっとふっくらしないとみにくいやん」と、平気な顔をして言っている。

太ることへの恐怖心が、たえずつきまとって離れないのが本症の特徴であるが、この発言を聞いて、セラピストはやっと過食症の穴から抜けだしはじめたと感じる。

## 二．拒食症での良くなる工夫やきざし（初期から回復期にいたるまで）

### ●「三〇キロをわったら、入院だよ」という内科医との約束が守れだした

拒食症になって十年になる。晶子は身長一六〇センチ、体重三一キロ。親としては「食べないと死ぬ」という恐怖感がぬぐえず、無理矢理にでも食べさせようとする。それに抵抗して晶子はなにがなんでも食べようとしない。そんな追い詰められた状況で、突破口になったのは内科医の先生と「三〇キロをわったら、入院だよ」という約束ができてから。

「入院はぜったいいや！」と、晶子は泣き叫んでいやがっていた。そうかといって食べることも積極的にしようとしない。どんどんやせていく娘の身体をみて「食べないと死ぬのでは」という恐怖感がぬぐえず、両親は「食べろ、食べろ」とせまるだけ。ところが晶子は「死んでも体重が増えるのはいや」と、絶対に食べようとしない。いったいどうしたらいいかと両親は途方にくれていた。

こんな追い詰められた状況のなか、セラピストは次のようなアドバイスを出した。「身体のことは内科医にまかせましょう。親がしつこく言えば言うほど、晶子さんの抵抗は強くなるだけです。内科の診察を受けて、そこの先生に約束していただきましょう」。

「体重が三〇キロをわったら、入院だよ」という約束が、内科医と本人の間でかわされた。親が言

うのとはちがって、専門医からの言葉は本人にとって重みがある。「入院せずにいたいから、三〇キロのラインだけはなんとか守ろう」という前向きな気持ちが晶子のなかに芽ばえ始めている。

## ●点滴の針をかってに抜いてしまったり、嘘をついたりしなくなった

拒食症の子が入院すると、栄養を身体にいれる点滴（輸液）が行なわれることが多い。これがまた一騒動をもたらす。「太りたくない。体重が増えるからいや」という抵抗から始まって「こんなものに体重を増やされてたまるか」と、本人の頭のなかは混乱状態になる。ナースが目を離したすきに、点滴の針を抜いてしまうということはよくある話である。

また入院生活に慣れてくると、「一生懸命食べるから、点滴はしないで」と言い張り、条件を出して点滴を拒否しようとする。しかしじっさいには食べようとしない。このような嘘をついてまぬがれようとする知恵がついてくることもある。

すったもんだのたいへんな時期を乗りこえて、やがて安定した入院生活が送れるようになる。体重も安全ラインに達し、退院できる日も近づいてくる。

## ●「鏡のなかの私、骸骨みたいや」と、平気で話すようになる

拒食症の子はなかなか用心深い。容易に人に気を許したり、信用したりしないところがある。治

療がすすむにつれ、だんだん本心をさりげなく話してくれるようになる。そのなかでも自分の容姿についての発言は意味深い。拒食症をわずらって八年目の美香の言葉を聞いてほしい。

「あのね、私、鏡みてね、ほほがこけてきたらうれしくなるの。あ、きれいになってる。ラッキーって。みんなからみたら『あの子、骸骨みたいや。気持ちわるー』って思うやろうけど、私はうれしくってしょうがない。鏡に映る自分をみるのって、めっちゃ好きや。鏡やったらあるがままの自分を映してくれる。みんなは本当の気持ちを隠して返してくるやろ。鏡は正直や。隠さんとそのまんま映してくれるから」。

こんな話も家族にはしない。治療がスタートしたころはセラピストにもしない。気を許すまではなかなか本心を明かさない。容姿の話をしだしたら「あー、やっと本心を打ち明けてくれるようになったな」と、思える。セラピストへの信頼感が芽ばえだしたのだ。治療をスタートして一年目の成果である。

## ●「もうがんばれへん。死ぬしかない」と、いつ弱音が吐けるか

拒食症の子はすべてにおいて「もうこれ以上がんばれへん」と、投げ出してしまうことができない。物事を完璧にやり通さないと気がすまない。「弱音を吐く私なんて、私やない」と、がんばるからこそ自分の存在が許せるのだ。本来ならこの意識がプラスに働けば、社会でのすばらしい活躍に

つながることもあるのだが、拒食症においては本人を追い詰めてマイナスの方向に作用している。

自分以外の人間に弱みをみせることが耐えられず、精神的に傷つくのをとても恐れている。疲労困憊しながら「どないしたら、この完璧症の穴から抜け出せるやろ」と、本人もいつも考えている。しかし鉄柵にしがみつくように完璧を求め、物事にこだわっているあいだはどうすることもできない。いつになったら「私、これ以上がんばっても努力してもあかんわ」と思えるのだろうか。

「もうあかんわ」と弱音を吐き、どうにもならない無力感を味わったときはじめて自分の身が軽くなるのだが。治療者としてはこの方向に本人が向かい、肩の荷をおろせるよう導いていく。それには感情に訴えて説得するというやり方よりも、理詰めで考えさせるほうが有効である。本人のこだわる気持ちを途中でとめず、納得いくまでこだわり抜かせる。本人が「もうこれ以上どうにもならない」と思ったとき、ふと肩の力が抜け転機が訪れる。「もうこれ以上がんばれへん、お母さん助けて」と弱音が吐けだすと、今までのこだわりがすーっと溶けて、抜け出す道がみえてくる。

## ●「思いっきり床の拭き掃除してたら、ふっきれたよ」と、笑顔で

美佐の拒食症はもう十二年になる。「こんな苦しい思いするんやったら、死んだほうがましや」と、面接で言っていた。「なんかホッとするものみつけてごらん。こんなアホみたいなこと…そやけどなんか夢中になれるな、そんなものでええんやけどな」というセラピストのアドバイスも上の空。

年の瀬もおしつまった十二月二十八日。「アスレチックに行って汗ながさな。汗ながしてやせなあかん」。美佐は太る恐怖にさいなまれながらも、なんとかジムへ出かけようとしていた。しかしもうそこまでの体力もない。美佐は限界を感じていた。「もう生きてられへん」。そう思いながら、床を拭いていた。もうすぐ年があける。死ぬ前に床でも拭いとこか。汗をぼたぼた流しながら必死で床を拭いていた。そのときなぜか「ふっ」と気持ちが軽くなったという。

それからだ、美佐が変わりだしたのは。いつも「ようそんなに肉体を酷使できるな」と言われるまで身体を動かしていたのに、「ふっとあほらしくなった」と言う。「ちょっとぐらい食べて、体力つけてお正月の服買いにいこ」と、こんな気持ちになった。

「お母さん、デパートつれてって。私、お正月のコート買いたい」と、午後は二人で出かけた。いつになく母親と二人でいっぱい話ができた。ふしぎだけれど、それから美佐の生き方のなにかが変わりだした。

## ●「手についたご飯粒を、気がついたら食べてたの」

拒食症で「ご飯粒がこわい」と、よく泣いていた祐美子。ある日面接でこんな話をしてくれた。

「あのね、お茶碗にご飯をよそうとき、手につくときがあるでしょ。前ならね、『あ、どうしよう。食べられない』って、悶々としてたの。お母さんにわからないようティシュでふきとったりして。それがね、きのうね、手についたごはん粒、気がついたら食べてたの。はっとしたけど、うれしかった」と。わざわざ手をなめるまねまでして話す祐美子。よほどうれしかったのだろう。

## ●「小さな約束を大事にする気持ちを認められて」

梨花は決して親がきらいではない。だがなぜか「親と話はしたくない」という気持ちが強かった。「私はもう誰からも愛されてない。こんなにやせて、心配ばっかりさせて、迷惑かけてる」という気持ちが強かった。拒食症になって五年間、ずーっとこんな気持ちがどこかにあり、心を氷のように固く閉ざしてきた。「カウンセリングに行っても変わらない。だからもう行かない」と、母親をてこずらせていた。そんな心がわずかずつでも溶けだしたのは、セラピストからもらった手紙で、自分の気持ちを本当にわかってくれたと感じたときからだ。

少し面接の間隔があいた梨花へ、セラピストはこんな手紙を出した。

梨花さん、お元気ですか。今日は私が思っていることを書いて送ります。

梨花さんは、拒食症のまえに人間不信病ですね。小さな約束を守るってことが、梨花さんにとってはとても大切なことでしょう。「朝のお味噌汁に、おとうふいれてね」と頼んだのに、お母さんは忘れた。「お父さん、玄関で靴そろえてあがって」「ああ、わかった。気をつけるよ」

と言っていたのに、きょうもそろえてない。小さな約束を大事にする梨花さんの気持ちをご両親が理解できなくて、梨花さんの人間不信病を固めてしまったのかもしれません。

でも私は知っていますよ。梨花さんの心の底には、お父さんもお母さんも大好きな気持ちが眠っていることを。次回の面接では、小さな約束を大事にする梨花さんの気持ちについて話し合ってみませんか。梨花さんのもつすばらしい芽が、必ずこのあたりから芽ばえてくると信じています。

それから一週間後、梨花はやってきた。今までのかたくなな感じがとれて、自分から心のなかを話そうという気持ちがみえていた。

### ●「お母さん、手紙書きたいから夕飯の支度してくれる?」

自分で自分の殻が破れだした——拒食症の子は、自分で自分の殻が破れないといけない。人にあしろ、こうしろと言われて動いているあいだは治らない。まずは感情的にワーッと叫ぶ、でもい い。次はぐちぐち文句を言ったり、屁理屈で親批判をしたり。そして次第に冷静に要求や意見を話せるようになる。こうした段階を経て、だんだん自分の殻を破って自分の足で歩き出せるようにならなくては拒食症から脱皮できない。

自分の都合を優先する――こんな当たりまえのことが啓子は長いあいだできなかった。これまでの啓子は「あ、もう時間や。やめなあかん」と、書きかけの手紙をおいてでも夕飯の支度にとりかかっていた。典型的な摂食障害の特徴の一つである「自分のやりたいことよりも、家族の気持ちや都合を優先させる」をしっかりと持っている。家族にとっては、これほど良い子はいないだろう。しかし過食症、拒食症の子は、これが小さいころから習慣化し、度をすぎてやり続け、自分の好みやしたいことがわからなくなってしまっている。

母親はこう話す。「『夕食の支度も、お母さんするからええーよ』と言うんですけど、『お母さん仕事で疲れてるもん。私がするから休んどいて』言うて手伝うてくれますねん」。お風呂を洗ったり、台所をきれいにしてくれたり。この調子が二週間ほど続くと、だんだんうつっぽくなってふとんから出てこなくなる。啓子の心のなかでは「なんで私がここまでせないかんの。映画見たいのに」とイライラしてきて、過食嘔吐をやってしまう。そしてそんな自分に嫌悪感を感じ、その明くる日は食べ物を拒否する拒食モードに。

カウンセリングでこうした点をしっかりと見直し、自分のやりたいことがつかめ、それを優先させられるようにもっていく。本人がそれが無理なく自然にできるようになるまでには、そうとう時間がかかる。人間は誰しも長年良しとしてきた習慣を、そう簡単には捨てることができないからだ。啓子も「母親の家事を手伝うことに自分の存在意義がある」と、無意識に信じてきた。

「お母さん、手紙書きたいから夕飯の支度してくれる?」と、きのうの夕方、啓子は母親に言ってきた。「やっと自分のやりたいことを優先できだしたんやなと、うれしかったです」と、母親は笑顔で報告した。カウンセリングをスタートして二年がたっていた。

●「お母さん、かってに野菜スープ作らないで」って言えた

「お母さんたらね、いつも野菜スープこしらえて私に食べさせようとするの」と、真希は不満げに話した。拒食症の治療を初めて二年になるが、はじめて聞く母親批判の発言だ。

今まで母親が作ってくれた献立に「いや、私食べたくない」と、言ったことはない。「いや」と言いたくても言えなかったのだ。いつも「食べないと、身体もたないよ。はよ食べ、さあ」と、せかされている。毎日の食事タイムが、真希にとっては難行苦行のときだ。黙って下をむいたまま食べない時間がすぎ、母親の声がだんだん金切り声に変わる。

母親：あんた、なんで食べないの。みてみー、この身体、ガリガリやないの。
真希：お母さんがこっちの魚食べてくれたら、私この卵焼き食べる。
母親：ほんまかそれ。そしたらその魚のお皿こっちへよこし。
真希：お母さん、ちょっとソースとってきて。

母親：ソースか、よしよし。（テーブルを離れる）
真希：えーと、トマトケチャップもいっしょに持ってきて。

真希は母親が席を立ったそのすきに、ポケットにしのばせていたナイロンの袋に卵焼きを放り込んだ。もう食べてしまったというような顔をしたり、食べるまねだけしてあとで吐いたり。食べさせようとする母親と、切り抜けようとする真希との狐と狸のばかしあいのような日がずーっと続いてきた。

それが昨夜の夕食はちがった。真希がはじめて母親に対して文句が言えたというのだ。「私ね、野菜スープきらいなんやで。おかゆさんにしてって前から言うてるやろ。ちっともつくってくれへんやん」。びっくりしたような表情の母親にひるまず言葉を続けた。

真希：かってに野菜スープつくらないでって言ってるやろ。
母親：え、そやかて野菜スープは栄養があるんよ。栄養とらな、あんたの身体は…。
真希：お母さん口をあけたら「あんたの身体は」って。そればっかりやん。私の言うこと一つも聞いてくれてへんやん。わかってるの？　きらいって言ってるのに、なんでつくるの？　私はおかゆさんをつくってって頼んでるのに。

ここまでくいさがって文句が言えた。文句というより自己主張に近い。しかもきわめて冷静な調子で話せた。これは大きな進歩だ。自分の好みや意思を一番言いにくかった母親に対して言えたということは。

## ●「気をつかってしゃべるの、もう疲れた」と、本音がちらり

どこで本音を出すか。拒食症の子は、かなり用心深い。しかも身近な人、自分に関わりを持つ人に対しては人一倍警戒心が強い。治療者には早い段階でちらちら出してくるが、親に対してはガードが固い。美香も治療をスタートして一年たって、ようやく日常の会話レベルのことで本音を出し始めた。以下は日記からの抜粋である。

美香：病院に行っても、体重測るだけだもんね。それと薬か、下剤と眠剤ね。いろいろ考えるとしんどくなる。あーあ、もうどうでもいいやって、思うときがある。
母親：そうはいってもね、ここまでやってきたやないの。
美香：お母さんにだって話をするんでも、気をつかってしゃべらなあかんやろ。もう疲れた。お父さんにはもっとやで。
母親：今まで、そんなに気をつかってしゃべってたん？

美香：そうや。こう返事をしたらいいんやろか、どない思うやろ、怒らへんやろかとか。いちいち考えて話してるんやで。顔のしわの動きなんかでわかるわ。もう疲れてしもた…。
母親：そないに神経つかってんのか。なんでそこまで…。
美香：なんか人間不信ていうか、親が信じられへんのや。自己主張、やっとできてきたと思う。けど人間不信に陥ったら、なにもならへんわ。お母さんには本音で話をしてほしかった。
母親：本音でしてきたつもりやけどな。
美香：でもな、目をあわさんかったやん。あー、本音ちがうってすぐわかったで。お母さんのくせやねんで、目をあわさへんの。
母親：……。
美香：バイトしようと思ってたけどもうしんどーて、できひんわ。お母さんら、心配すると思ったから、バイトのこと伝えたんやけど。案の定、やいやいとうるさいことしか言わへんやろ。腹立って、もう言うもんかって。ほんまに気をつかってしゃべるの、疲れたわ。
母親：そうか、そうやったんか。

拒食症の状態がかなり改善してきたころの会話である。体重も増え、食事もそれほど神経をつかわずに食べられるようになっている。親に対して「こんなことで不信感もってんねんで」と、自分から言えだした。また母親も素直に聞き役ができるようになっている。拒食症から少しずつ脱皮できるぞ、という感じがもてる親子の会話である。

### ●「ね、お母さん、聞いて聞いて」と、母親にうるさいくらい話をする

まさによくなっていく一つのサインが、この「お母さん、聞いて聞いて」である。友人関係も安定してきたし、外での活動も増えてきた。そんな娘を母親はうれしさ半分心配半分で見守っている。娘は帰ってくると外であったことを母親に話したくてしょうがない。「ね、お母さん、聞いて聞いて。きょうね…」と、言葉があふれるように出てくる。以前は「どこへ行ってきたの」と聞いても「うるさいな。ほっといてよ」で終わっていた。母親と娘の話す割合は五：一くらいだったか。ほとんど母親が小言や説教にちかい内容でしゃべりまくり、娘はうるさそうに返事をするくらいだった。それが今ではほとんど母親が娘の話に耳を傾けている。ときおり相づちをうって、うれしそうに聞いている。ようやく娘と母親の歯車がかみ合いだしたなと感じられる。

立ち直りにとっては、本人と母親の関係がなにより大事。信頼関係ができだすと、少々のストレスがかかることがあっても、「食を拒否する」という方向にいかず、母娘間で解消し乗りこえていけるからである。

### ●本人のしゃべる分量が母親の三倍くらいに増えだした

治療がスタートすると、母親への課題として出される会話の記録。これを日付を追ってみていくと、会話の分量の変化が症状の改善と比例するという結果がみえてくる。まだ検証の段階ではっきりしたことは言えないが、多くの症例でその傾向がみられる。

《A．治療開始後三カ月、母親と美香（本人）の会話（日記より抜粋）》

母親：このごろしんどそうやね。どこか悪いんとちがう？
美香：べつに。
母親：そうやったらいいんやけど、なんか顔色よーないし。これおばさんからいただいたんやけど食べる？　カロリー少ないからええやろ。
美香：ちりめんじゃこの佃煮か。ちょっとだけやったら。
母親：そないゆわんと、よーけ食べ。いつまでたっても元気になれへんで。ごはんにのせて、ほれ、はよ食べ。
美香：さっきな、プルーン食べ過ぎてん。
母親：ほんまか。あんたが食べ過ぎたなんてことあるんか。今体重どれくらいなん？　三〇キロきったら入院やで。まさかきってないやろな。

美香：もううるさいな。私のことやから、ほっといて。

この段階では母親のしゃべる分量が圧倒的に娘より多い。しかも拒食症の子どもに避けたほうがいいと言われている話題（食べろ、カロリー、体重）も、母親が主導権をとって出している。母親にアドバイスを出して、対応のこつをできるだけ早く覚えてもらわなくてはならない。

《B. 治療開始後一年、両者の会話（日記より抜粋）》

美香：きょうはね、真希ちゃんと神戸へいってきてんよ。私、マドンナ（洋装店）でバイトしてるやろ。そいでな、神戸の店員さんの応対の仕方勉強してきてん。
母親：そう、神戸へ行ってきたん。
美香：そいでね、あんまし歩いたからお腹へって、お昼ご飯食べてきた。お母さん、神戸のミラージュってレストラン知ってる？　真希ちゃんといっしょに食べてん。真希ちゃん、「神戸はじめてや」言うてすごい喜んでたわ。私もおいしく食事したで。
母親：よかったな、おいしいいて。
美香：お母さん、あのな、私、マドンナやめようかと思うんやけど。ローテーションが不規則やろ。疲れるねん。もっとペースが決まってて、落ち着いて働けるとこがええ。派遣のほうに電話して、相談してみようかな。そやけどもうちょっとがんばろうかな。どない思う？
母親：そうやな、相談してみるんもいいかもな。

AとBの会話を比較すると、多くの点でちがいがわかる。まずBは、美香の話す分量が圧倒的に多い。それにたえず会話をリードしている。母親は相づちをうって、後からついてきている。この形になるまでに七カ月かかった。拒食症の治癒からみていい形になっている。それにもう一つ、「食べる食べない」で母と娘が争っていない。食べる話も出ているが、友人と楽しく食べたという報告である。美香がかなり自分の好み、したいこと、意見などをどんどん母親に対して出していることがわかる。この時点で、美香は自然に食事もとれだし、体重も一〇キロ増え、ふっくらとしてきた。また自分がふっくらしても気にせず、「前みたいにやせたら、よけいしんどいわ。もうもどりたいとは思わない」と言っている。

## ●「私が元気になったら、すぐ油断するね」と、母親に怒りをぶつけて

美香はつい最近の面接で、お母さん批判ともとれる話をした。
「あのね、このごろ私、ちょっと元気になってきてるでしょ。そしたらお母さん、すぐに気をつかってくれなくなるの。だからいやなのよね。私が拒食症になってから『油をつかった料理はしな

いで』って言ってたから、長い間あっさり系のおかずつくってくれてたの。それがね、最近平気で天ぷらしたり、肉じゃがだったりするの。『もうお母さん、私こんなの食べられへんよ』って言ったら、『ああ、そうやったね。悪いけど、きょうは我慢して』って、平気な顔して言うの。『脂肪のつかないエコナの油つかってるから、いいでしょ』って。もうむかついてむかついて、爆発しちゃった。『お母さん、なに考えてるの。私がちょっと良くなってるからって、ええ加減なことして。私、もう食べへんよ！』って、怒鳴ってしまった」。

拒食症にかぎらず過食症でもよくある話だ。状態が良くなると、親の対応がすぐに元にもどってしまう。弟のほうへ関心が向いてしまったり、自分たちの旅行の話で盛り上がったり。そんな親の態度について、美香は怒りをぶちまけている。いやなことに対して症状に逃げ込まず、親に怒りをぶつけることで解消している。治る道筋である。

### ●「食べても、お母さん私のことかまってくれるもん」と、笑顔で

「食べない」「がりがりにやせている」ことで、本人が得をしていることはないだろうか。これを疾病利得というのだが、症状が良くなりかけると、必ずと言っていいほど、この疾病利得を失いたくないという気持ちがわいてくる。この壁を乗りこえないと、次のステップには進めない。どんなに多くのケースが良くなってはまた元にもどってしまい、そこから出てこようとしなかったか。私

たちの治療はこのような状態を乗りこえて治癒へと導くことにある。

「拒食の穴に入りこんでいたら、お母さんもお父さんも私のこと心配してくれる。かまってくれる」「なんでも私を優先にしてもらえる」「拒食にしがみついていたら、なにもしなくても居場所がある。治ったら、なにかしなくてはと不安がいっぱい。バイトとか、勉強とか」「治りたいけど、治りたくない」。症状が長引いている人の心のなかには、こうした矛盾する気持ちがしっかりとこびりついていることを、治療者も家族も肝に銘じておかなくてはならない。

## ●関心が食べ物のカロリーだけでなくなってきた

きわめて当たり前と言っていいほど、拒食症の子はほとんどの食べ物のカロリーを頭のなかに入れている。自分の食事は自分でつくる。しかも材料一つ一つを電子ばかりで計って、カロリー計算をして。家族の分までつくることもよくある。食べ物に関心があるのだ。いっぱいつくっても、自分は食べないのだが。

面接もすすみ、食を拒否する状態を脱すると、いつのまにか食べ物の話題が減ってくる。「きのうね、友達と映画に行ったの。マトリックス・リローデッド。おもしろかった」とか。そしてその後レストランに入っていっしょに食べたという。「前だったら、カロリーの低いものばかり注文してたけど、きのうはみんなと取り皿で一緒に食べたの」。いつのまにかカロリーへのこだわりがうすれ、他のことに興味がもてるようになってきた。

### ●自分の好みが、はっきりとつかめるようになる

面接が始まって三〇分たつ。その間ほとんど真美は一人でしゃべっている。学校であったこと、クラブ活動、友人のことなど、楽しそうに。そして昨日母親とショッピングに行った話になった。「これ買ってもらったの」と、着ているワンピースを指さした。モノクロトーンのきりっとした感じの服だった。「そういえば、ずいぶん洋服の好みも変わったね。はじめのころはフリルやレースのついたピンクっぽい洋服が好きだったよね」。その言葉を聞いて真美は打ち消すようにきっぱりと言った。「あれは私の好みじゃないんです。お母さんが私に自分の好きな洋服を着せてたの。最近ようやく自分がどんな服を着たいか、はっきりつかめるようになってきたんです」。

### ●友だちと外で食事が楽にできだした

幸美さんからメールが入った。拒食症に悩まされてはや五年が経過していた。しかしここ一年の回復ぶりはめざましい。どうやら念願の「友だちと食事」ができたようだ。その一部を紹介しよう。

先生、こんにちは。とてもいい知らせです。

きのう私は朝の十時までに出勤して、夜は友だちとご飯を食べる約束をしていました。信じられないことで、本当に今でも信じられないことですが、拒食症になる前と変わらず楽しく食事ができたんです。バンザーイ！

誰かと会う約束をすること自体が、私にとってはとても重いことです。約束するまでもいろいろ考えて、勇気と覚悟と決心が必要です。約束したらしたでドタキャンしないか心配で。その約束が終わるまで不安と面倒くさいのとで、頭がごちゃごちゃになりそうです。夕方くらいからまたそんな感じになって気が重かったのですが、思い切って出かけました。

友だちには今までの私のこと、仕事のことや家のことなんかを聞いてもらいました。友だちも私に結婚が決まったということを知らせてくれました。私はすごくうれしかったです。食事は前のように〝残したら嫌な思いをさせるかなぁ？〟と思うことなく、自分のペースで食べられました。「また会おうね」って言ってさよならをしました。とても楽しいひとときでした。

### ●友だちの悩みをしんみりと聞けるようになる

友だちの話に耳を傾けられだしたら、まずまず。友だちと深いつきあいができるようになってきて、相手の悩みをしんみりと聞いてあげることができだすと、治癒への階段を一段登ったと言える。

拒食症の人はなにかを成し遂げたいという気持ちの強い人が多い。それだけに自分がどうあるべきか、どうありたいかという話にはのってくる。一方で友だちの話に上手にあわせて、表面的な聞き役はできるが、心の底からというのは苦手のようだ。

友人の親子の悩みを聞かされて「それ、私わかるわ」とか。人の話に関心がもてだし、自分の身に置き換えて聞けるようになってくると、治癒の階段を一段登ったなと感じる。

## ●自分の好きな色、似合う色がみつかった

ひっつめた髪にお化粧っけのない顔。やせて弱々しい感じの無表情な康代。「そのセーター、似合ってるね」と水をむけても、「そうですか。私、なんでもいいんです」と、突っ返すような返事。こんなふうだった面接の様子が十カ月たったころから変わりだした。

「いやー、びっくりしました。今日の雰囲気ちがいますね」と、セラピスト。康代は恥ずかしそうに笑って「この前の日曜日、お母さんとショッピングに行って買ってもらったんです」と。「私、ピンクが好き。それに似合うって思えるし」と康代が言うと、そばから母親が「部屋もみーんなピンクに変えたんですよ」と話す。

そうか、自分の好きな色、自分に似合う色が自分でつかめだしたんだな。しかもカーテンやドアノブまでピンクに変えたそうだ。お母さんに遠慮せず、いっしょに買いに行って。これはいい傾向だ。たしかに本来の自分の芽がまっすぐに外へ向かって伸びだしている。

セラピストは母親にアドバイスを出した。「やっと出てきた康代さんの芽を大事に育ててあげましょう。油断してはいけませんよ。会話の記録をきちんとつけておいてください。記録をつけることで、康代さんを見る目はレベルアップしていきますから」。

## ●「ノー」と言われる恐怖感が、あきらかに減ってきた

百合江は拒食症になって三年がたつ。親子関係においてもようやく安心して会話が交わせるようになってきた。親やきょうだいから「ノー」の言葉を出されても、「ノーって言われると、否定されたようで恐い」と、平気で言えるようになった。

「拒絶された、断られた」と思ったとたん、もう食を拒否するこだわりの世界へ逃げ込んでしまっていた。たとえばこんなことがあった。姉に「新聞読む?」とおそるおそる聞いて、「え、今いいからそこへおいといて」と返事が返ってきた。その言い方がきつかった、というだけでもう落ち込んで部屋から出てこない。「たったそれだけのことで、どうってことないやん」と諭されても、恐いという気持ちはどうしようもない。

それが最近ようやく「断られることが恐い」と言えるほど、自分の気持ちから目をそらさなくなってきた。不安や恐いことを認めたり、自分の弱さを自然に受け入れたりしながら、しなやかに対応できだしている。

## ●「私、幼稚園の先生になりたいの」と、夢を語りだした

長い年月食べ物に苦しめられてきた。家族関係も調節できたし、自分自身の生活もある程度落ち着いてきた。それでも「これからどうして生きていったらいいか、わからない」という言葉が出てくることがよくある。あまりに長い間食べ物と闘ってきたから、それ以外の人生がわからないのだ。そういう迷いをくみ取り、手とり足とり、セラピストは導いていく。またまた摂食障害の森に迷いこまないように。現実をみる怖さ、ましてやそこへ出ていくにはたいへんな勇気を必要とする。

「なにが好き」「どんなことをしたいと思う」といったテーマで、じっくりとカウンセリングを続ける。

「私、幼稚園の先生になりたい。子どもが好きだから」と言った恭子さんは、ふたたび単位取得をめざして大学に復学した。「私はどうしてもケーキづくりがしたい。あんなきれいな物、食べるだけでは満足できない」と言っていた靖代さんは、アメリカで資格をとってくると旅立っていった。「人をきれいにするのが私の趣味。自分もきれいになりたいから」と、おしゃれな久美さんはエステティシャンをめざして猛勉強中。

拒食症の人が夢を語りだし、それにむかってエネルギーを集中しだすとこれはすごいものがある。いつのまにか「食べる食べない」という長年のテーマはどこかに姿を消し、顔を輝かせてまるで別人のように取り組みだす。

# 第五章

# 過食症・拒食症から立ち直った淀屋橋の卒業生

摂食障害（過食症・拒食症）の治療が終了を迎えるというのは、いつでも感動的なものがある。生きがいや夢をみつけて輝く笑顔で話す本人と、「よくぞここまでこれた」と感きわまる両親の涙ににじんだまなざし。そしてなによりも「どうすれば治せるだろう」と、日夜心をくだいてきたセラピストの安堵感。三者（本人、家族、セラピスト）がそれぞれの思いを胸に秘め、淀屋橋の卒業生は巣立ってゆく。

「その後みなさんはどうしておられるだろう」と、ふと気になることがある。そんなおりいただく手紙やメールの近況報告は、とてもうれしい。なにより忙しいなか、遠くから元気に活躍している姿をみせにきてくれたときは、こちらのほうが感激して勇気づけられる。

多くの本症に悩む人たちとその家族が淀屋橋に来所している。「本当に過食症・拒食症は治るんですか」と、不審顔で問いかける。そういう人たちの励ましになればと思い、立ち直った人たちの姿と言葉を紹介したい。

## 一・成人式を迎えて、振り袖姿でほほえむ悦子

悦子（十七歳、拒食歴一年〔両親来所時〕、治療開始して二年半で終了）

「先生、これをみてやってください」と父親が差し出す写真には、拒食症だったとは思えないほどふっくらとした悦子がほほえんでいた。今から二年半前、がりがりにやせた悦子の治療はスタートした。と、書くと本人が面接に参加していたように聞こえるかもしれないが、実は悦子は一度も参加していない。両親だけの面接治療で始まり、終了をむかえたのだ。「信じられません。先生のおかげです」と、よろこぶ両親の姿が印象的だった。

### ●本人は一度も参加せずに拒食症が治った

セラ：いやー、おどろきましたね。こんなに元気になっておられますか。

父親：はい、もう今はバイトもできるようになりました。パン屋さんですが。
セラ：こうして元気になっていただいて、どんなに私の疲れがとれることか。うれしいです。なにがよかったんでしょうかね。
父親：はい、どこへ行っても「子ども連れてこないと、どうにもなりません」と言われて、私ら途方にくれていました。それがこちらでは「娘さんがいやがっているのなら、連れてこなくていいです」と言われて、助かりました。その一言です。
セラ：体重も増えたんですね。バイトができるくらいだから。
母親：四〇キロくらいかな。それ以下にはならないよう、悦子も気をつけているようです。
セラ：本人の意識が大事ですね。生理はもどりましたか。
母親：はい、つい最近ですけど「あったよ」って、言ってましたから。
セラ：体重が一定以上になると五、六カ月して自然にもどるんです。不思議なんですが。
母親：最近は、バイトの話をよくします。いい経験してるみたいです。聞いてほしいときは「お母さん、聞いて聞いて」と話しますし、私も自然に対応できるようになりました。
セラ：それはいい。それが良い傾向を持続させていきますので、ぜひその形は続けてください。いちど上昇気流に乗り出したら、どんどん良くなりますね。
食べ物へのこだわりはどうですか？

母親：まだあります。でも心配する状態ではないです。フライにしたら油っぽいから食べないとか。それくらいですが。食べ過ぎたなと思ったら自分でランニングしたりしてます。
セラ：その程度ですか。パニックにはなりませんか？
母親：いや、それはありません。前はどうしようもないくらいパニクッて困りましたが。今は「食べ過ぎちゃったよー」と、甘えてきてそれで終わり。尾を引かなくなりましたね。
セラ：なにかに夢中になることが再発を防ぐのですが、どうですか？
母親：今は「フラワーアレンジメント」に夢中で。バイトのお給料はみんな材料代につかってしまうくらいに。おばさんにあげるとか、友だちへの誕生プレゼントだとか言って、夢中になって作っています。
セラ：うわー、それはすさまじい集中力ですね。いい傾向です。友だち関係でイライラはしていませんか？
母親：バイトの子らとよく話をしているみたいです。
父親：以前みたいに気をつかわなくなりましたね。暑かったら「お父さん、クーラーつけてよ。暑いから」とか。窓開けてたら「寒い。窓閉めてお父さん」ってぐあいで。前は暑いにつけ寒いにつけ私の顔色うかがいながら「つけていい？」とか「窓、閉めていいかな？」とか、おそるおそる聞いていいましたが。

セラ：そうですか。ますますいいですね。落ち込みはありますか？

母親：前はよく迷って迷ってあげくの果て落ち込んでいましたけど、このごろは迷いはよくありますが、落ち込みはほとんどありません。

セラ：迷うのを恐れなくなってましたね。「私は人の何倍も迷うけれど、それで納得できるタイプなんや。迷って時間かけて、それでいいんや」って、認められるようになってましたからね。気をつかわなくなったし、バイトでいい経験もしてるし、趣味のフラワーアレンジメントでしっかり持ち味出せてるし、暑いも寒いもしっかり出せてるし、言われて親も驚かないし。地のままで好きなこと楽しんでやってますね。この調子でいってください。まちがいなく、治る山を登り終わろうとしておられますから。

母親：はじめはもう治らないいんじゃないかと思っていました。それが娘は一度も来ていないのに、ここまで良くなって。こんなにうれしいことはありません。先生のおかげです。ありがとうございました。

## ●拒食症から立ち直ったかを確認する項目

セラピストの質問を拾っていくと、拒食症から立ち直ったかを確認する項目がなんであるかがわかるであろう。今一度一つ一つを確認したい。

①体重はリミットを切っていないか。本人に最低体重を維持するという意識はあるか。
②体重が増え、ふっくらすることへの嫌悪感はうすらいだか。
③生理がもどってきたか。
④食べ物へのこだわりは減っているか。自然に三度の食事がとれているか。
⑤食べすぎたとき、パニックにならず、冷静に対応できているか。
⑥友人関係はスムーズにいっているか。
⑦バイト、学校など、社会生活への参加もできているか。
⑧夢中になれるもの、あるいは生きがいとなるものがみつかったか。
⑨家族への気づかいが優先せず、自分の意見を言えているか。
⑩迷いやすい自分を知り、受け入れているか。
⑪自己主張をする子どもを、両親はプラスの気持ちで受け止めているか。

## 二、司法試験突破をめざして受験勉強中

美沙（三十歳、過食歴十五年〔来所時〕、治療開始して一年二カ月で終了）

来所したとき、美沙はすでに過食症が十五年も経過していた。あまりにも長い闘病生活。もうす

でに美沙の生活の一部として染み込んでしまっている過食癖。いったいこの人を治すことができるだろうか。過食症の治療においては長い年数と豊富な経験をもつセラピストだが、さすが十五年というのは長い。

しかし治療の展開は思わぬ方向へ。途中のすったもんだは何度もあったがぐんぐん良くなり、一年後「私、人を守る仕事がしたいんです。弱い人の人権を守る仕事。ずーっと思ってたんですけど、言い出せなくて。でも決心しました。司法試験に挑戦して、弁護士になりたいんです。がんばります」と宣言して、大阪の予備校へ。そして一年がすぎ、ある日とつぜん美沙から「来所したい」との電話が。「ひょっとして再発したのか」と、セラピストは心配しながら待っていた。

## ◉「勉強は厳しいけど、やりがいがある」と、笑顔で話す美沙

セラ：こんにちは、お久しぶり。どうしました。また過食に悩まされてるとかじゃ。

美沙：いいえ、過食は完全になくなってないけど、なんとかこなしてます。それより一年たって、近況を聞いていただきたくて来ました。

セラ：そうですか。それはどうもわざわざ来てくださって、うれしいですね。司法試験を受けるんですよね。けっこう厳しいでしょう。

美沙：はい、もうそれはたいへんで。過食のことなんか考えるヒマがないというのが実状です。試験

は一年に一回だし、択一と論文があって両方同時に受からないと、その年はだめになるんです。三カ年計画でやってますけど、あせりばかり感じて。

セラ：過食はまだ続いてるんでしょう。時間と体力のやりくりはどうしてますか。

美沙：過食は学校が終わってからするんです。帰りに買って帰ったり、レストランのはしごをしたり。でも遅くても九時には切り上げると決めて。それから復習や予習をするからもうきつくて。でも遅刻したりとか欠席するとかはしないと心に決めてスタートしたから、過食のせいでそうならないようにしています。

セラ：えらいですね。うまく過食を受験勉強に組み込んで。美沙さんならではのコントロール力ですよ。過食が完全になくならなくても、うまくコントロールさえできれば、歩みだせるって言ってきましたが、まさにその通りですね。

美沙：私、けっこう歳くってるし、はたしてやっていけるのかなって。女の人は、大学生が多いんです。

セラ：でも美沙さんのようにハンディかかえて回り道した人が、自分のやりたいことみつけたときって、すごい能力が出てくるようですよ。画家として立ち上がった人もいるし、塾の教師になった人もいる。はじめて生徒による教師の評価があってね、それをしたらトップになったんですよ。生徒の親にも塾の成績があがったとよろこばれて。今ではその塾でなくてはならない存在みたいになってるんですよ。

年齢って関係ないんですね。場を得て歩みだしたときには関係ないなって。それより回り道したときの「むだ」と思えた体験が生きてくるような気がします。

美沙：そうですか。ちょっと勇気づけられるな、それ聞くと。みんなは夕方六時くらいから勉強はじめてると思うけど、私の場合は過食するから夜十時くらいになるんです。もう疲れてるし眠いしで、あんまりできない。そんなときは朝早く起きてやるの。

セラ：朝早くですか、よくがんばってるね。

美沙：授業で若い人なんかいねむりしてる子がいるけど、私はしない。どんなに眠くてもしがみついて聞いて、ノートとってる。

セラ：過食が治ったらなにかやりますっていうのは、一番治らない。過食してるけど、これをやります。やっているうちに、だんだんのってきて面白くなって、夢中になって「もう過食やってる時間がないんです」って感じになってきたら本当に治っていきます。そのお手本みたいなのが美沙さんですね。

美沙：中途半端にやっても、なんのプラスにもならないってわかったし、なにかきちっとした資格をもたないと、これからは相手にされないなって。私はなんも輝いてないって思った。ここまでくるのでもたいへんな道のりだった。はじめのうちは授業でイスに座っていることが苦痛で仕方なかったくらい。

だんだん面白くなってきて。やっぱりこの道を選んでよかったなって、このごろしみじみ思えます。本当に先生のおかげだなって。それが言いたくて、きょう来ました。

### ●過食は残っていても「これがやりたい」人へのアドバイス

①専門家になるには、どれをとってみても楽な道はない。まして過食をかかえながらやり抜くというのは、半端な決心ではできないことだ。一日がんばれたら「よくやった。かしこい、えらいぞ」と、自分をほめてあげよう。

②今日一日のしんどいこと、いやだったことなどを、できたらお母さんに聞いてもらおう。安心して話せる人、グチをこぼせる人を身近に。弱音を吐く、グチをこぼす、とても大事。心の安全弁をもつこと。

③過食をかかえながらなにかに取り組むときは、生活のリズムを崩さないことがまず一番。過食も組み込んだリズムでいいから、大まかに枠を作っておく。

④行動の崩れは赤信号のサイン。授業に遅刻したり、友だちとの約束をすっぽかしたりということが出てきたら要注意。ずるずると尾を引かないように、カウンセリングを緊急に受けたり、母親にヘルプの声をあげたりして歯止めをかけること。

⑤過食の量や時間が翌日に負担を残さないように。食べすぎると朝起きがつらいし、かといって

少ないと吐くのがたいへんだし。適切な自分の過食の量と時間をみつけて。

こうした注意点は、面接のなかでなんども互いに確認しあう項目だが、それでも油断は禁物。調子がいいと、つい「ま、いいか」とゆるめてしまう。過食症の恐いところは、油断の隙間にいつのまにか入り込んでくることである。

## 三．過食症と不登校に苦しんだ五年間を乗りこえて、無事高校を卒業

綾香（十六歳、過食歴二年〔来所時〕、治療開始して一年八カ月で終了）

●母親から淀屋橋への手紙「高校を卒業しました」

…さてこのたび娘が無事高校を卒業いたしました。思いおこせば娘の過食症と不登校に、途方にくれておりました時に、ご著書を拝見し、藁にもすがる思いで淀屋橋の扉をたたいたわけですが、おかげさまでうれしい報告をさせていただけることになりました。（中略）

止まらない過食から自暴自棄になり、学校にもいけなくなって、このままでは退学しかないと思っていました。それが思いもかけず先生とめぐり会い、先生の治療を受けることができました。おかげで娘は過食をコントロールできるようになり、学校へ行きだし、やっと暗いトン

ネルから抜けだせました。私ども親にも適切な対応のアドバイスをいただけて、何よりも救われた思いがいたしました。（中略）
学校に行きだしてから始めたアルバイトが大きな成長につながったと思います。仕事の厳しさや、今までとは違う人間関係を経験しながら、責任感をもてるようになった気がします。（中略）
高校卒業を迎えた日、同封の手紙を私ども親にくれました。今振り返ってみると、両親の不協和音や自信のなさが子どもに反映し、それにまた親が感情的に対応するという悪循環に陥っていたことに、大きなポイントがあったのではないかと思います。（中略）
娘は今、地元の大学の英文科をめざしてがんばっています。取り組み態度には、まだまだ甘いところはありますが、勉強することの大切さを自分自身で理解できるようになったこと一つとっても、大きな進歩だと喜んでおります。（中略）
このような報告をさせていただけるのも、ひとえに先生のご指導の賜とあらためて深く感謝を申し上げます。

●娘から両親にあてた手紙「最後まで見捨てずにいてくれて、ありがとう」

お父さん、お母さんへ
今日は無事に高校卒業できました。私が、卒業できるなんて信じられない。あんな悪いこといっぱいしたのに。前から言いたかったことがあるので、今日手紙を書こうと思ったわけです。それに、私が自分の意志でやりとげたことって、コレがはじめてのような気もするし。（中略）
ここまで立ち直るあいだ、生まれて十八年間、お父さんとお母さんが、私が学校にも行かなくなって食べ吐きばっかりしてたのに、最後まで見捨てずにいてくれたことや真剣に考えてくれたこと、ずーっと「ありがとう」って言いたかった。今すごく、今やから「ああ、ありがたいな」って思える。あのときはそこまで考えられへんかったから。私のせいで、お母さん仕事やめないかんようになってしもて。それでも私のことずーっと支えてくれてた。私の先のこと考えてくれて、淀屋橋にもついてきてくれて、そして今日卒業できました。ありがとう。（中略）
それと「ごめんなさい」も今まで言われへんかった。中学から何年間か、私すごい心配かけて、お父さんの大事な物わざと壊したりしたのに、そんなことするの最低やのに、そんなこともわからんと自分の感情がおさえられへんかった。学校まで送ってくれたのに、逃げ出したりした。こんな紙切れに書ききれへんくらい、私はお父さんお母さんに、心配かけました。ほんまにごめんなさい。
あんなんやった私を、ずっと支えてくれてほんまにありがとうございます。（中略）
これからの私は、ちゃんとした言葉のつかい方もようわからへんから、それを勉強しようと思います。あとは何事にも負けへん強くて丈夫な心と身体になること。あんまり約束しすぎてできひんかったらいややから、このへんにしときます。もうすぐ十九歳。英文科に行って英語勉強して、子どもに英語教えたい。教室をもてたらな。これが私の夢です。学校休んでばっかりいたから、友だちといっぱい遊びたい。そんな十九歳をエンジョイしたいです。日々目が死んでるって言われんように、生き生きしたいです。

お父さん、お母さん、これからも綾香を見守ってね。おやすみなさい。

綾香より

## 四. 暑中見舞いのなかで近況を聞いてみて

### ●淀屋橋から、治った人たちへの暑中見舞い

暑中お見舞い申し上げます

暑い日が続きますが、ご家族の皆様はいかがお過ごしですか。

さて、当センターの面接を終了されて久しいわけですが、その後のご様子はいかがでしょうか。無事に解決された方、事情で中断された方など終了の仕方は様々ですが、私どもの記憶にはどのご家族のことも鮮明に残っております。そして、その後をどのように過ごしておられるかが気になります。もしご迷惑でなければ、ご一報いただけますと有り難く存じます。

当時は言えなかったご批判、ご不満の声も是非とも頂戴したいと思います。皆様の率直な声

を頂戴しながら常に進化しつづけていきたいと考えております。よろしくお願いいたします。

暑さはますます増してまいりますが、どうかご自愛下さいますよう、お祈りいたしております。

平成十五年　盛夏

淀屋橋心理療法センター
所長　福田俊一
治療スタッフ　一同

## ●拒食症を克服して、今は好きなことに夢中

理恵（二十五歳、拒食歴五年〔来所時〕、治療開始して二年で終了）

### 《暑中見舞いへの返信が》

暑中見舞いをいただきありがとうございました。

その後お変わりございませんか。家族の中で、なにかの折りには先生のお話が出ます。

拒食症だったあのころ、周りに私の気持ちを理解してくれる人がいなくて、ひたすら「痩せすぎ！　もっと食べなさい！」と言われるのがとても苦痛でした。何よりも家族の視線が怖くてすごくいやでした。でも不思議と他人の目は気になりませんでした。後で母が言うには、ガリガリに痩せた私の身体を見て、皆とても驚いていたそうです。

気がついたら自分でブレーキをかけられなくなっていたので、誰か私を止めて、地獄の苦しみから救い出してくれる人を求めていたんです。そこで先生に出会い、先生が私の気持ちを、私が気がついていなかったことも含めて、何もかもわかってくれたので本当にうれしかったです。面接の時はつとめて食べることには触れずに「自己主張しなさい」と言ってくれたことにも、とても気持ちが楽になりました。もともと自分の気持ちを人には話さないほうだったので、じっくりと私の話に耳を傾けてもらえることが、うれしくてたまりませんでした。だから治療が終了した時は、少しさびしかったです。

あのころは痩せたり太ったりで、洋服代がかかって仕方がありませんでした。特に痩せている時に着る服がなくて困りました（実を言うと合う服がないということも自分がそこまで痩せているのだという証となってうれしいことでもあったんですけど）。

今年は猛暑で少し食欲が落ちて三キロほど痩せました。今でも少し体重が落ちているとうれしい気がしますが、以前のように極端なことはもうしない自信はあります。いざとなったら痩せるのは簡単、皆がダイエットに失敗してるのを聞くと、なぜ我慢できないのか不思議でしかたないくらいです。私は意外と根性があるんだと思います。

今、自分の時間を楽しんでいます。私が一生懸命夢中になっているのは手芸、それもミシンをつかって作るものです。自分でも驚くほどのめり込んで夢中になっていいます。コーフンして寝不足になるぐらいです。あらかた出来上がっていても自分が納得できなければ何度でもやり直します。そのことに苦痛を感じないいんです。自分でもこんなに根気があるとは思いませんでした。夜遅くまで父母が「もうやめなさい」と言うまで飽きもせずにしています。やはり私は一人で黙々とやるほうが性にあっているのだと思います。

自分で言うのもなんですが、車の運転も上手くなりました。主に母のアッシーですが、自分で買ったものなので大事に乗っています。最低五年は乗るつもりですが、いつかスポーツカーにも乗ってみたいです。

淀屋橋の卒業生は輝いているとホームページに書いてありましたが、果たして私はどうか…まだ胸をはって言えることはありません。でも今は自分のやりたいことを、思いっきりやって楽しみたいと思っています。

## 五．最後に「食事の習慣を取りもどしたい」と入院

由希子（二十三歳、過食歴七年〔来所時〕、治療開始して一年後に入院）

●ふつうの食事が家族ととれるようになりたい

当センターで由希子の治療面接を開始して半年がたった。来所当時は、過食の買い物以外はまっ

たく外にも出られなかった。それに着る服がないといって、どんな友だちの集まりやさそいも断っていた。高校時代はダイエットから過食症になってはいたが、やせてスマートで、お気に入りの洋服がいっぱいあって、外出が楽しみだったのに。いつのまにか「太った自分がいや」という不満を楯に外へ出なくなり、「過食症で引きこもり」という生活が四年も続いていたのだ。

しかしカウンセリングが回数を重ねるにつれ、しだいに回復のきざしをみせてきた。これも「午前中は、決して過食をしない」というセラピストとの約束を三カ月守れたことがきっかけだった。過食に振り回される自分から、過食をコントロールできる自分へと変わりだした。やせるため母親といっしょに朝の散歩を一時間ほど取り入れたり、昼間はパソコン教室に通ったり。「お母さん、私、将来パソコンのインストラクターになりたい。だって教室のお姉さん、すごくやさしくて、きれいで。私もあんな仕事してみたい」と、話すようになった。来所当時は弱々しい生気のない感じだったが、このころから生き生きとした表情に変わってきた。

それでも乗りこえがたい難関は「食生活をふつうにもどすこと」だった。自分ではきちんと三度の食事を家族ととりたいと思うのだが、いざそのときになると、食べ物がのどを通らない。カロリーが気になる。みんなの目が自分の箸と口に注がれているような気がする。「食べだしたら、また止まらなくなるんじゃないか」という不安もよぎる。「なにをどれだけ食べたらふつうの一人前の食事なのか」。自分のことなのに自分で判断できないというらだちと情けなさに、由希子は悩まされていた。過食症が長引いたクライエントによくみられる暗礁が、由希子の前にも横たわっていた。

「先生、私入院したいんです。過去三度も入院しましたが、治りませんでした。でも今度はまったくちがう目的で。お母さんにもなんでも話せるようになってるし、将来やりたいこともみつかったし。退院して帰ってきてからでも、また過食に逆もどりってことはないと思えるようになりました。それに退院したら、すぐにここへカウンセリングを受けにきます。食事の習慣を取りもどしたい。ふつうの食事ができるようになりたい。そのために入院したいんです。いいでしょうか」。由希子はこう聞いてきた。「食習慣をとりもどすことと、体重が少し増えてもいいから体力をつけること。この二つが入院の目的です」と、由希子ははっきりと言えだした。体力がつけば、望むパソコンのインストラクターを目指すことも夢ではなくなる。「やせる」ことばかりを追い求めていたのに、少々太ってもいいと思えるようになってきた。「成長してきましたね。きっと体力をつけて帰ってきてくださいい。待ってますよ」と、セラピストは笑顔で由希子を送りだした。

## ●入院先の由希子から便りが届いて

先生、お元気ですか。今日で入院生活も一週間がすぎました。

きょうはご飯の後、過食衝動に悩まされました。がまんできず、とうとう売店でチョコレートやポテトチップを買って食べてしまいました。ナースにみつからなくてよかった。先生、私っていけないですよね。もうしません。まえほど過食してもスッキリしなくなりました。

今日は担当ドクターの回診の日でした。なんか言われるかとひやひやしました。

それと薬が出るんですけど、いっぱいあって、のむのいやだな。でもがまんしてのみます。

やっと「一人前の食事の量ってこれくらいなんだ」って感覚が、わかってきたような気がします。私、進歩してますよね。

また手紙書きます。

由希子より

どうやら食事も三度三度出されたものを頑張って食べているようだ。身体の感覚として一人前の食事の量をつかめだしたことは大きな進歩だ。かなり良い段階まで回復している。由希子の手紙には「早く退院して先生のところへもどりたい。次のステップのカウンセリングを受けたい。だから入院生活もがんばります」と結んであった。二カ月後、退院してきた由希子は少しふっくらとしていた。今はパソコンのインストラクターの資格をとろうと頑張っている。

## 六．〝大学に合格〟の便りと写真が送られてきた

邦江（十三歳、拒食歴一年［来所時］、治療開始して四年で終了）

ある日昼休みを終えてオフィスに戻ると、机上に一通の封筒が置いてあった。なかには手紙と写真が入っていた。大学の門を背に、輝く笑顔で立つ邦江が映っている。M大学に合格しましたという両親からの知らせとお礼の手紙だった。

### ◉父親からの手紙

桜の花も散り、早くも初夏の日差しが感じられる今日このごろです。いかがお過ごしでございますか。

さてお世話になりました邦江がこのたび高校を卒業し、M大学に進学することになりました。先生はじめ皆様にはいろいろとご心配いただき、本当にありがとうございました。

大学は○○市にあり、空も大きく、町並みも広々としたとても気持ちのよいところです。邦江は初めて家族を離れ、学生寮で一人暮らしをすることになりました。今は親子ともちょっと淋しい思いがしておりますが、これも勉強のうち、邦江にとってはきっといい体験になること

でしょう。

四月六日に入学式も無事すんで、そろそろ授業も始まるようです。学校では歴史や考古学についで勉強するようで、とてもはりきっています。しかしまだまだ未熟な娘ですので、たくさんの試練があるだろうと思われますが、今後ともよろしくご指導いただきたいと思っております。

皆様のますますのご健康をお祈りしております。

## ●母親からの手紙

たいへんお世話になり、一度ごあいさつをと思いながらなかなかお便りできませんでした。邦江ですが、高三は受験態勢でよく勉強し、おかげで希望の大学に推薦で合格することができました。しかし大学は遠く、本人は一人暮らしを楽しみにしていたのですが、思ったよりたいへんなようで、毎日メールや電話でグチグチといろいろ話してきます。

私の方も邦江を手元から離すことは、思ったよりさびしく、娘の重さを感じています。これからもきっといろいろなことがあると思いますが、とにかく邦江は自分の人生を頑張ってスタートしようとしているようです。応援していきたいと思っています。

先生もお元気でお過ごしください。またときどき近況をお知らせいたします。

## ●拒食症は「自分はなにをやりたいか」を教えてくれた（入学後半年して電話での会話）

セラ：もしもし邦江さんですか。大学生活はどうですか。もうなれましたか。

邦江：あ、はい。おかげさまで、なんとか無事に過ごしています。

セラ：いやー、合格の知らせと写真をもらったときは、うれしかったよ。晴れ晴れとした表情をしてるね。

邦江：はい、あのときは、一番行きたかった大学に受かってうれしかったです。正門の前で母にとってもらった写真です。

セラ：学校生活はスムーズにいってますか。友だちなんかは。

邦江：ここは専門家を目指す人が多いので、自分の考えをもった個性的な人がたくさんいます。それが私にとってとても居心地がよくて。自分の意見を言いすぎても、心配することないので、安心してなんでも話せます。ここを選んで本当によかったって思ってます。

セラ：食事のほうはどうですか。

邦江：問題なく、ふつうに食べられてます。拒食や過食で振り回されてた、あれはいったいなんだったんだろうという感じがします。

セラ：拒食や過食を克服するって、たいへんなことだけど、よくそこまで立ち直ったね。振り返ってなにか心に残ることってありますか。

邦江：自分がわかる、拒食症になって自分がわかるようになってきたかな。それが唯一救われたことかな。自分がなにが好きかきらいか。なにがやりたいか、やりたくないか。自分がはっきりしてくる。やりたいことはますます増えてやりたくなるし、やりたくないことは、なんか重ーくて動かなくなる。それがますますはっきりしてきた。拒食症にならなかったら、ここまで自分がやりたいことをつかめてたかどうかわかりません。それくらい強烈なものを私に残してくれたと思います。

セラ：自分らしく生きるってことが少しずつ深まってくる。解決への道ですね。

邦江：こないだね、自分の好きなパンを選んで、食べたんです。ここ数年なかったことなんです。リンゴのパイがはさまってるパンを。おいしかった。

セラ：そうですか、本当によかったね。（後略）

## 七．九年間の過食症を克服し、ＯＬとしてスタート

鮎子（二十七歳、過食歴八年〔来所時〕、治療開始して一年後、ＯＬに）

鮎子が母親と来所したのは、暑い夏だった。総合病院に四回も入退院し、それでも過食症は治らなかった。「この子が治るためなら、どんなことでもしてやりたい。この子が動けないときは、父親が車に乗せて連れてくると言うてます。先生、お願いします」と、母親は必死だった。「どんなに重

い症状でも、当センターで治る第一条件は、両親が必死であることです。わかりました。お引き受けしましょう」。

あれから一年後、鮎子は親戚の会社で働けるまでに元気になった。セラピストは過食症が治ったとは思っていない。まだまだ目は離せない。それでも社会復帰の第一歩を踏みだせたことを、鮎子と家族のために喜び祝ってあげたい。

### ●初仕事を終えて、感想メールが

先生へ

今日、はじめての仕事も無事終わっていきそうです。きのうの夜は緊張して眠れませんでした。私の朝一番の仕事は、みんなの机をふいたり、きのうつかった湯飲み茶碗を洗うことです。八時半には会社に来て、準備をしました。それが終わると受付に座ります。お客さんも何人か来られました。挨拶をして、聞かれたことにきちんと答えるようにしています。今日仕事できついなぁーと思ったことは次の二つです。

一・一生懸命掃除をしている時に、朝出勤してきた課長さんからとりあえずやっておいてほしいことをガガガーと言われてしまったこと。

二・やっぱりこのお客さんはどういう人かなどはわからないので、オロオロしてしまったこと。

仕事が終わったら少し休憩をして夕食を食べてから、気晴らしにジムへ行って少し汗を流して来たいと思っています。

今週は過食をしていません。というよりも過食をするヒマがない状況でした。でも過食をしたいという気持ちも起こっていません。それでも今日は特別です。初出勤で緊張しました。用心して「ごほうび過食」を入れることにしました。帰りにいろいろ好きなものを買い込むつもりです。

一番うれしいのは、過食が悪いことだという気持ちから抜け出られたことです。先生の言われたように「過食は私のストレス解消法の一つ」だと、思え始めています。夜は十一時には寝るように、過食の時間も調整しています。一日三度の過食やだらだら過食に悩んでいた自分がうそのようです。

今の仕事、いい人たちばかりなので、できるだけ続けられるようがんばりたいと思います。まだまだ不安がいっぱいですが、先生、私を応援してください。

初出勤の鮎子より

## ●鮎子さんへ返信メール

職場からの初メール読みました。まずはここまでこれた鮎子さんに「おめでとう」を送ります。

なかなかたいへんな思いもしているようですね。でも、一つ一つがどの職場でもよくある貴重な体験です。はじめはびっくりしてつらいと感じても、だんだん慣れてくると思います。

「その日、きついなーと思ったこと」を、ノートに日記みたいに書いておくのもいいですよ。一月ほどすると、自分はどんな時、どんなことにストレスを感じるのかがつかめてきます。対処の仕方もゆっくりと考えられます。「次、どうしよう」も身についていくでしょう。課長さんは上司ですから、ガガガーと言われることもあるでしょう。今は「あー、自分はこんなことが弱いんだな」を、見つける時期と思ってください。

勇気を出して新しい一歩を踏みだした鮎子さん、これからきっといろんなことがあるでしょう。楽しいこと、新しい体験、つらいことも。行き詰まりそうになったら、ノートをもって来てください。力になります。

担当セラピストより

## 八．アメリカの学校で日本舞踊を教えて活躍

美香（二十六歳、過食歴五年〔来所時〕、治療開始して三年で終了）

●日本舞踊を教えてはりきる美香

母親：(ツゥルルルルー) はい、坂田でございます。え、淀屋橋の…。まあ、先生、その節は本当に

お世話になりました。
セラ：その後、美香さんはお元気ですか？
母親：はい、元気でやってます。あの子、今アメリカにいるんです。
セラ：え、アメリカに、結婚されたんですか。
母親：いえ、まだなんですが。仕事で。日本舞踊を教えてるんですよ、あちらの学校で。
セラ：えー、そうですか。おどろきましたね。
母親：先生にはほんとに、お世話になりまして、感謝しています。
セラ：過食症を克服された方は、個性的な活躍をされてる方が多いんですが、美香さんもその一人ですね。
母親：あのときの状態を思うと、信じられないくらい変わりました。
セラ：そうでしょうね。どんな点が変わられましたか。
母親：そうですね、一番大きい変化って、なんですやろ、お父さん（と、そばにいる父に話しかけた）。ふつうの会話ができるようになったことでしょうか。あのころはなにを言ってもつっかかってきて。最近は私からポンポン言っても平気で聞いていますよね。
セラ：あのころは「お母さんがそう言うから、私がこうなったのよ」とか言って、たいへんでしたよね。「過食で失った五年間を返せ」って、一晩中寝かせてもらえなかったりとか。

母親：まともになったと、しみじみ思います。「あのころはつらかったね」と、ときどき主人と話してます。もうダメだと、藁にもすがる気持ちで、先生のところへかけこんで。
セラ：今はそれじゃ、困られることはないですか。
母親：そうですね、アメリカに行ったころはさみしかったのか、毎日のように電話がかかってきてました。夜中ってことは、あちらが朝ですよね。ぐちをこぼしたり、泣いたり。私らも先生にお世話になって対応のこつを学びましたので、これも必要なんだなって受け止めてやれました。あんまり長電話すぎるときは「電話代かかるのよ」って言っても、それほど怒らないし。「じゃ、きるね」って。また次の日かかってくるんです。ま、これでいいかって。
私らも変わりました。こまかいことをキンキン言ってたなあって、ずいぶん反省しました。
セラ：過食はもう出てきませんか。
母親：そうですね、そんな話は一度もしませんから。話題は最近ぐーんと広くなりましたね。一つの話題をずっとするときもありますが、「美香ちゃん、しつこいね」って言っても、けろっとしてます。
セラ：日本舞踊は、小さいころから習ってらしたんですよね。
母親：はい、一時過食やなんかで中断してたんですが、やっぱり好きみたいで。でも英語を勉強したいってアメリカへ行ったんですけど。紹介してくださる方にめぐりあえて、今の職につけたみたいです。ラッキーでしたね。

そうそう、はじめはみんなと食事をするのがしんどいって言ってましたね。けど、尾をひかないし、落ち込みも少なくなったようで。

ちょっと主人に代わります。

父親：いや、お久しぶりです。たいへんお世話になりました。美香はもうあのころと全然ちがいますね。おかげさまで。ちょっとしたことにあまり執着しなくなりましたね。以前は尾を引いてめそめそしてましたけど。あまり気にしなくなりました。

あちらで友だちもたくさんできて、元気してるようで、私らも安心してます。

先生に言われたことを信じてやってきて、本当によかったたって、家内とよく話しあってます。

セラ：そうですか。そういうの聞くと心が軽くなります。美香さんが元気にされてるとわかって、肩の力がすーっと抜けるようで、うれしいです。よかった、よかった。

美香の変身ぶりは信じられないくらいだ。

面接室で母親を責めて責めて、もう母親が一言も言えないくらいだった。しっかりした聞き分けの良い美香ちゃんで、ずーっと育ててきた両親にとっては、つらい氷河期であったにちがいない。

治療的にみれば「自己主張の力を伸ばす時期」で、本人が過食症から抜け出られるか、あるいは元の黙阿弥かの瀬戸際だった。その時期を、両親が力を合わせて耐え抜いたからこそ、今があるのだと思う。

美香だけでなく、お父さんお母さんにも「よくがんばりましたね。おめでとう」を言いたい。

# 第六章

# これからの過食症・拒食症の治療



## ●裾野の広がりが早期発見に

今から十年ほど前までは、「過食症・拒食症は一度かかると、なかなか治りにくい」と言われていた。しかしこの傾向は徐々にではあるが確実に変わってきている。我々は「早い段階で気づき、こじれていなければ、適切な治療を根気よく受けることでかなりよく治る」という印象をもっている。

それは過食症・拒食症が新聞や雑誌で取り上げられ、多くの人が本症を知る機会を得たことも理由の一つにあげられるであろう。ごく最近ではクライエント自身による映画の自主制作や劇団による公演なども進められているときく。こうした裾野の広がりが、家庭のみならず学校や職場、サークルなど生活のいろんな場において、本症の早期発見と理解につながる一助になっているように思われる。

もちろんなかには長年にわたって家族を巻き込んだ闘病生活の結果、家族関係がこじれにこじれ、適切な治療をしても本人や家族が動かず、よい変化を起こせないという例外はあるが。

## ●過食症・拒食症の治療が困難なわけは

過食症・拒食症にかかりやすいタイプに『家族への思いやりに満ちた良い子』があげられる。「親に過食してることがばれたら、怒られる」とか「親に心配かけたくない」といった理由で、本症にかかっていることをひたすら隠そうとする。見つからないよう夜にそっと家を抜け出してコンビニへ走り、お菓子やパンをいっぱい買ってくる。親が寝静まってから隠れて自分の部屋で過食をするのである。自分でバイトをして過食の費用をかせいだり、涙ぐましい努力をしている子も多い。拒食症の場合も似たようなことがおきる。食べたふりをしてそっと前もって用意していた袋にほうりこんでしまう。お皿がからになり「ごちそうさま」と言って席をたてば、親に気づかれることはない。

こうした「親への思いやり」という隠れ蓑をかぶり、自分の摂食が軌道をはずれてしまっているという状態をひた隠しにしている。それゆえ親が気づいた時には過食症・拒食症になってから数年もたってしまっていることがよくある。こうした「親に心配をかけたくない」という気づかいで「良い子」を続けているので、早期発見が困難になり、わかったときにはこじれてしまっていることがよくある。

「良い子がかかりやすい」というのなら、「良い子をやめればいいではないか」という短絡的な意見が聞かれる。が、現実はそう簡単にいかない。「良い子を演じることで、自分の家での居場所がある」と信じて生きてきた。また「良い子以外の自分になると、親から捨てられるのではないか」という不安でいっぱいだから、良い子をやめることができない。

また逆に最近にみられる傾向だが、良い子とはほど遠い我の強いわがままな過食症・拒食症の子も増えている。「私の症状は親のせいよ。なんとかしてよ」と言い張ったり、自分が病気であるということを楯に「私はこんなに苦しんでいるのに、親はなんでわかってくれないの」と、親を責めたりする。病んでいる者がいばって、周囲の家族がびくびくおろおろと、腫れ物にさわるように対応している家族像が増えてきた。もちろん治療の過程で一時的に自己主張しだしたり批判精神が盛んになったりすることは良い変化なのだが、それとは違う。親や周りに責任転嫁することで、どっぷりと過食症・拒食症にひたっている。こんなことでは本症から抜け出すことはできない。自分の本質を探し出し、それを適切に主張する力をつけ、わかってもらう粘り強さを身につけてこそ、症状からの立ち直りにつながるのだが。

## ●両親のみでも治療をスタートできる

本人が精神的に不安定で治療をいやがっているときなどは、まずは両親のみの面接でスタートすることもある。過食症・拒食症は、対人緊張、うつ、不安神経症、リストカットなど多くの症状が並行してあらわれることが多い。「行きたくても体が動かない」子もいれば、「自分でなんとかするから、だいじょうぶ」と言い張る子もいる。こんなときどうすればいいだろう。親は「苦しんでいるのは娘なんです。この子をみていただかないとどうにもなりません」と言って、むりやりに連れてこようとする。また他の医療機関では「本人を連れてこないと、治療はできません」と、告げられることもある。が、当センターでは本人が来ることは最優先の条件ではない。むりやりに連れて来られても、本人は緊張するばかりで治療はうまく進まない。本人に気をつかって、必要な情報を親から十分に聞けなかったり、また適切なアドバイスが出せなかったりする。こうした場合は両親（または父母のどちらか）だけで来所をうながし、治療をスタートさせる。はじめは「娘を診てもらいたいのに」と、半信半疑の気持ちで面接をうけているが、だんだんと「私たちが、娘への対応の仕方を学ばねばならないのだ」と気づいてくる。このように親の当事者意識が高まることが、摂食障害の治療が成功するかどうかの重要な鍵となるのである。

しかし一方で気をつけねばならないのは、すべて親のせいにして、親に解決をゆだねてしまって、変わらない親を責めたりしている子もいることである。治療は親と子のバランスをとりながら、すすめていく必要がある。

たしかに過食症・拒食症はやっかいな症状であり、治癒をみるまでの悪戦苦闘は筆舌に尽くしがたいものがある。良くなっては崩れ、崩れては立ち直るという繰り返しに数年が費やされ、親も子も疲れはててしまう場合もある。しかし治癒を勝ち取るまで「あきらめたらあかん」と、再度声を大にして言いたい。

## ●「自分の本質を伸ばすチャンス」と、とらえよう

本人の性格としてはとても頑固で、こだわり性の傾向がある。内面には激しい感情を秘めており、納得しないとてこでも動かない。ところが表面的にはそういう本質は出さず、おだやかで、まわりに気づかいながらあわせるのがとても得意である。誰しもそういう面はもちあわせていると思うが、摂食障害になる子の場合は極端にまた長期にわたり自分の本質を抑えてしまい、なにが自分の本当の感情なのかがわからなくなってしまっている。

自分の欲求や感情をどうとらえるか。自分の本来の持ち味をどう出していくか。摂食障害にかかる子は、本質的には現状に飽きたらず絶えず努力をして、向上心を秘めている人が多い。それゆえ長年抑え込んでいた能力を伸ばして、生き生きとしたものをどこまで引き出せるかが、立ち直りのポイントとなる。

治癒した時点では「元の状態にもどれた」ではなくて、「以前の私から、一段と成長した自分になったな」と、思えるように。この視点を失わないかぎり、意識の高い能力の高い人材として、また個性を発揮して特異な活躍をする人物として社会で生きていけるであろう。過食症・拒食症は「自分の生き方が、行き詰まっていた」ことからくる症状であるから、悲観的にとらえず、「自分の本質に気づき、能力を伸ばすチャンス」と、前向きにとらえながら治療に参加することが大事である。

## ●大切な本人の成長という視点

この点については第二章でも述べている。重ねてここで取り上げるのは、家族や関係者に「過食症・拒食症というのは摂食障害という病名で、とてもたいへんな難病の一つだ」という考えが根強く残っており、「娘は難病だから、なにもできないのは仕方がない」という思いこみが浸透しているからである。

七年八年と症状が治らず来所した親御さんに「どうなれば、娘さんが治ったと思われますか」と聞くと、「普通の生活ができるようになれば、言うことはありません」と、答える人が多い。なんとか治ってほしいという一心で、親は子のわがままや不安を全面的に受け入れている。「○○と△△買ってきて」「焼きそば食べたい。今すぐつくって」「私が過食してるあいだは、お母さんそばにいてよ」といった要求を、「ハイハイ」と、聞いてきた。結果として子どもに振り回されて、親は疲れ

はててしまっている。（注）

こうした腫れ物にさわるような対応をとり続けていると、「私は過食・拒食に逃げ込んでいれば、ご安泰だわ」という意識がしっかりと定着してしまう。症状の改善がみられないばかりか、人間としての成長つまり本人の立ち直りに必要な力を育てていくことができない。親が一念発起して「それではしっかりとしつけなければ」という気になっても、聞く耳をもたないばかりか「なんで病気の私にそんなきつい言い方をするの。わたしなんかもういなくなればいいと思ってるんでしょ」と言ってまたまた崩れてしまい、食べ吐きの世界に逃げ込んで出てこなくなる。

このいたちごっこのような戦いから、どうすれば抜け出せるだろうか。親側の対応力のアップと、子どもの人間としての成長という二本の柱を軸に治療は進めていかなくてはならない。

注：ただし治療の過程では「自分の食べたい物を主張できるようになろう」という目標で、一見わがままとも思える発言を促すことはあるが、それは治療者の指導のもとに行なわれており、次のステップにつながるよう導くことができる。

## ●過食症・拒食症の子どもが親とのあいだで伸ばせる力

このテーマについても第二章で述べているが、重要な点なので今一度まとめた形でお伝えしよう。

過去の治療経験からして親とのあいだで次のような力が伸びてきた子は、必ずといっていいほど摂食障害から立ち直っており、社会で自分の活動に生き生きと取り組んでいる。

①雑談力：さりげない日常生活の話題――テレビやマンガの話、自分の好きなものなどについて、あれやこれや雑談のように親と話せるか。

また親はしっかりと「聞き役」ができているか。「あいづち」上手になることも親の大切な役割である。

②自分を語れる力：自己紹介ができるか。いつ、どんな人にでも、どんな場面でも求められれば自分のことを、相手がわかるように伝えることができるか。

自分は「何が好きで、何がきらいか。自分はこうしたい、したくない」が、しっかりとつかめているか。

自分は何になりたいか夢があり、それを実現するための具体的取り組みが語れるか。

③自己主張力：言いたいことがしっかりと言えているだろうか。

親やきょうだいの顔色をうかがったり、自分の欲求を抑えてしまったりしてはいないだろうか。「あれしてほしい、これしてほしくない」が、気軽に言えるし、「ノー」と言われてもめげたりせずに、会話のキャッチボールをしながら、自分の言いたいことを主張することができるか。

親を批判したり、文句を言ったりするのも、成長過程においては大事な力である。ここで親は「生意気な」と子どもを抑えず、受け入れながら許容力を広げよう。

④交渉力：まずは自分を知ること。自分はどうしたいのか、したくないのかがはっきりとつかめること。やりたいことをやるためには、親と話し合わなくてはならない。自分のやりたいことをどう伝えればいいか。やりたくないことをしなくてすむには、やはり相手の言い分を聞ける力も必要となる。強気で自分を前へ押し出す勇気を必要とする。

⑤説得力：親に自分の希望を伝えて、わかってもらえるように説明することができるか。「ノー」と言われても、「これは、こうだから」と、筋道をたてて話すことができるか。親の状況や心配する気持ちもくみ取り、相手を「なるほど」と思わせるくらい説得する力を伸ばす。

⑥ねばり：親や先生、友だちなどに、一度「ノー」と言われたら、たちまち「もうダメ、親はわかってくれない。誰も私のこと理解してくれない」と、過食や拒食に逃げ込んでしまうパターンから抜け出せるか。

「親はわかってくれてあたりまえ。家族とはこうあるべき」という理想像のみに固執しすぎてはいないだろうか。否定されても、「どう言えばわかってもらえるか」を考え、工夫し、粘り腰で取り組む力が必要である。

⑦過食はあっても、過食のせいにしない：一日一回、過食をするという習慣から抜けられない。苦しいけれど、決して「私は過食があるから、○○ができない」と、過食を言い訳にしない。自分のやりたいことに向かって、頑張ろうという気持ちをもつことができるし、動き出すことも

できる。

「過食と自分の世界を築くという努力は別」というとらえ方ができる。

過食症・拒食症の子どもは一見良い子を装っていても、家族への不信感が強い子たちが多い。「言ってもむだ、わかってくれない」と言いながら、家族のちょっとした言動でがらがらと崩れてしまう。また共通した傾向として「言葉で言わなくても、親だからわかってくれる。わかって当然」といった家族への期待感が大きすぎる子が多い。自分なりのよき親像を作り上げて、それにあてはまらないと、「私は愛されていない」と決めてかかる。生身の人間としてどういう家族関係を築いていけるか。不満を建設的な意見にどうもっていくか。こういう視点が治療のなかで重要なポイントとなる。

### ●一人だけでの治療は継続が困難である

最近しばしば「一人で治したいんですが、無理ですか」という質問を受ける。そのときは次のように答えることにしている。「一人でくる人の成功率は十%くらいです。逆に両親（または母親）ときている人は、九十%が治りますね」と。治癒率にはそれほどの違いが出てくるのが、摂食障害の治療である。

過食症・拒食症の人たちは、親思い家族思いの人が多いので、いろんな理由から「親に迷惑をかけたくない」という気持ちが強い。また「母親が責められたら、かわいそう」という理由で、一人だけの治療を希望する人もいる。しかし過食症・拒食症の人には、気分のアップ・ダウンが激しい人が多い。とくに過食嘔吐をしたあと、落ち込んで自己嫌悪の嵐にあい、動けなくなってしまうことがしばしばである。順調なときは、積極的で、メールがきたり、質問などを準備していたりで、面接の進み具合もかなり良い。治療者との信頼感も回を重ねるごとに築かれていく。しかし家族とのささいなトラブルに遭遇した時など、もろく崩れてしまうことが多々ある。課題がこなせなかったり予約をキャンセルしたりが重なると、「先生にどう思われるだろう。きっと怒って追い返されるのではないか」といった過剰な被害者意識にさいなまされたりして、だんだん足が遠のいていく。こういう状態になったとき、治療が中断しやすくなる。両親（または母親）が参加しての家族面接は、「うっとうしい」とか「やっかいやな」と思うこともあるが、調子が悪いときでもなんとかつないでいける。ふだんいっしょに生活している親へのアドバイスも、長い目でみれば本人にとっては過ごしやすい対応へと変わっていく。

母親にイライラした気持ちを思いっきり聞いてもらったり、甘えることができたりすることで、なんだかやる気がわいてきたという子もいる。母親に客観的にみた生活記録をつけてもらうことで、親も子も自分を知るという機会になることが多い。生活の記録があれば、症状を抱えた人の日常生活をつぶさに知ることができ、親と話し合いながらより適切な治療のヒントを見つけていくことができる。

## ●「治療は戦いである。必ず勝つ」という意気込みでスタート

メールでの問い合わせが入った。高校時代のダイエットから過食症にはまりこんで十六年になるという。結婚もし、子どももでき、幸せな家庭生活をおくれているはずなのに、過食は止まらなかった。とうとう離婚になってしまい、今は子どもを連れて実家に帰っている。一日三回の過食に疲れはて、経済的にも苦しい状況に追い込まれている、という内容だった。

当センターに来所するケースは、このように重症の人が多い。過食の頻度が高く食べる量も多いので、普通の生活をおくることが困難な状態になっている。これまでにいくつかの病院の精神科や心療内科をまわっても治らなかった。入院による行動制限の治療を受けたり、断食道場で食を断つ生活を送ったり、あの手この手を試みたが改善はみられなかった。途方にくれてインターネットでさがすうち、当センターのホームページをみつけ来所したり、本や新聞を見てかけ込んできたという人が圧倒的である。

私たちは摂食障害における長年の経験から、一つの治療哲学を信じている。それは「治療は戦いである」ということだ。「勝つ」ということは悪いパターンから抜け出し、本人や関係者が安堵感と

達成感を手にすることである。「負ける」ということは悪いパターンから抜け出すことができず、疲労や絶望感で終わることである。症状は本人を苦しめ親やきょうだいなどの家族を巻き込んでいく。治療を受けても「治るか治らないかは勝負である」と、それくらいの気合いを入れて取り組まないと、摂食障害という困難な症状から抜け出すことはできないというのが実感だからである。

それでは「勝つ」ためには、どうすればいいだろう。

過食症・拒食症が十年前後続いているという人は多いが、冒頭のメールにみられるケースのように、さすが十六年となると横綱級である。長期の摂食障害からの脱出にはよほどの決心と覚悟が必要であり、また治るための条件も不可欠である。それでも立ち直り、社会で活躍している人もいる。そうするための条件とはどんなものがあるだろう。

①本人の過食・拒食症状にあった、良い摂食障害の専門家（セラピスト）につくこと。

②本人だけでなく家族のメンバーが、「必ず勝つ」という気迫と姿勢で治療にあたること。症状を抱えた本人には戦う気力が残されていないかもしれない。母親だけでは疲れはてている場合がある。そんなとき家族のメンバー（とくに父親）と支え合いながら症状に向かっていく覚悟がなければ、治癒という勝利を手にすることはできないだろう。

③「何があっても治りたい」という強い意思を、本人がもっていること。

④「何があっても治してやりたい」という強い意思を、親がもっていること。

これだけ症状が長期にわたると、一般論や一般的な治療法は、あまりあてはまらないことが多い。本人の症状はもとより性格やタイプ、家族の文化や価値観などにあったきめ細かな治療法を編み出さなくてはならない。その方法を見つけ出すために面接では「次回までに、会話を中心とした生活の記録をつけてきてください」という課題を出す。本人と親とのあいだでかわされるさりげない雑談や、うれしかったこと、むかついたことなど喜怒哀楽の日記である。これをこなすのはたいていは母親の役目になるが、かなり骨のおれる地道な作業である。が、この課題は「本来の自分の持ち味を知る。自分の好きな物、きらいな物を明確にする。自分を知る。自分の輪郭をはっきりさせる」といった、治療上の効果をもたらす。この課題をきっちりやってきてもらわないと、本人の症状と家族の文化にあった治療方法を見つけ出すのは困難である。症状にあった治療方針がびしっとさだまらないまま治療を続けていても成果はあがりにくい。成果が出ないと迷いも出てきて、中断しやすくなる。親も子も真剣にかつ継続的に、この課題に取り組んでほしい。

十六年にわたる重症であっても、こうした地道な努力を積み重ねていくうちに、徐々に好転のきざしがみえてくる。先の条件がそろっていれば、かなり良い状態に回復し、社会復帰も充分に期待できる。十六年苦しんだ彼女の場合も、自分の好きな道を見つけ、その道で生計を立てていくという生活が送れるようになっている。

私たちは「治療は戦いである」と信じているし、勝つための努力を惜しんではいけないと思っている。

| | |
|---|---|
| 過食の料理を作ってもらうときは，具体的に食べたい料理名を言える。「なんでもいい」ではなく「焼きそばつくって」とか。 | |
| 手伝って（作って）もらった後は「ありがとう」が言える。 | |

③母親との関係

| | |
|---|---|
| 母親とは雑談がさりげなくできる。 | |
| 本人は母親に外であったいろんな出来事を聞いてもらえる。 | |
| 本人は母親に，外で受けたストレスをぶつけることができ，母親はしっかりと聞き役に徹することができる。 | |
| 本人は母親に聞いてもらえることで「ホッ」とし，とりあえずは安心感を得ることができる。 | |
| 本人も母親に話した後「あー，話してよかった」と，思える。 | |
| 本人の心のなかにいつも「なにかあったら，お母さんに聞いてもらおう」という安心感がある。 | |
| 本人はイライラしたとき，原因が母親でなくても遠慮なく怒りを母親にぶつけることができる。 | |
| 母親は，本人が悲しみ，怒りなどマイナスの感情を出してきたとき，なにをおいても本人を優先して聞き役にまわれる。 | |
| 母親は，本人の親批判を静かに聞いて受け止めることができる。言い訳や自分の意見を言わないでいられる。 | |
| 母親は，本人はなにがきらいでなにが好きかわかっている。 | |
| 母親は，本人との会話を会話体で記録することができる。 | |
| 母親は，本人を扱うこつがわかりかけているが，ときには失敗することもある。 | |
| 母親は，本人と買い物や旅行など，気はつかうができるようになった。 | |
| 母親は，自分の話し方のくせ（先回り，言い訳，正論・結論を言う，早口，声が大きい，一方的など）に気がついている。 | |
| 母親は，自分の行動のくせ（本人のことは後回し，テキパキ動くなど）に気がついている。 | |
| 母親は，本人に対して「仕切る，親の考えを押しつける」などの行為を知らず知らずのうちにしていると，気づいている。 | |
| 母親は，本人の性格と自分のは正反対であることが多いと理解している。 | |
| 母親は，本人が調子がよくなり外へ出るようになると，安心してすぐに自分のペースや生活スタイルにもどってしまわないよう気をつけている。 | |
| 母親は，本人の状態が元気になると，知らず知らずのうちに要求水準を上げないよう気をつけている。 | |
| 母親は，自分が働いていることを，できないことの言い訳につかうことが多いと気づいてきた。 | |

（淀屋橋心理療法センター，家族問題研究室作成）

## 《過食症が改善してきたかを確認するチェックシート》

①本人について

| | |
|---|---|
| 一人で外へ出かけられる。買い物，映画，絵画展など，母親や姉妹とならいっしょに楽しめる。 | |
| きわめて親しい友人となら，レストランなどで食事ができる。 | |
| 一人分の定食スタイルなら，気にしないで食べられる。 | |
| 「多いから，ちょっと残すけどごめんね」と，気軽に言える。 | |
| 大盛り皿から取り分けて食べるスタイルは，少々しんどいが，がんばって食べられる。 | |
| 「外の活動（バイト，教室など）をやってみようかな」といった気持ちがわいてくる。また実際に少しの間なら実行できる。 | |
| いろんなことに興味が持てだし「やってみようかな」と，実行に移せる。 | |
| 定期的に通うものは，まだまだしんどくなり続けられないこともある。 | |
| 将来の夢を語れるが，実現への一歩はまだはっきりつかめない。 | |
| 自分は「なにが好きで，なにがきらいか」，ゆっくりなら言える。 | |
| 自分のマイナス感情（イライラ，怒り，悲しみ，落ち込みなど）を母親に対して出すことができる。 | |

②過食の状態について

| | |
|---|---|
| 過食は続いているが，生活のリズムに組み込むことができた。 | |
| 体重の極端な減少，増加などは，自分でコントロールできだした。 | |
| 「やせ願望」は，あいかわらず強く残っている。が，「やせていないと，なにもできない」という状態ではない。 | |
| 過食をしたあと，うまく吐くこつがつかめだした。 | |
| 自分の過食スタイルが定着しだした。（夜一回，○時から○時までなど） | |
| 過食の状態が良いときは，かなり外の活動もできるし，人との関係もスムーズ。 | |
| 過食の状態が崩れるときもまだある。が，崩れたときの自分流の切り抜け方がわかりだしている。（引きこもる，母親にぐちるなど） | |
| 過食をしたあとの罪悪感や自己否定感が，うすらいできた。 | |
| 「太っている自分がきらい。太っていると外へ出たくない。誰にも会いたくない」気持ちはまだまだ強いが，それを自覚できている。 | |
| 一日の過食に費やす費用も，上限が守れる。 | |
| 過食をする時間が一定しだした。また明くる日の予定によって差し障りのないよう変えることもできる。 | |
| 過食の買い物はできるだけ自分でするが，できないときは母親に頼める。 | |
| 過食の買い物や後始末の手伝いを頼むときは，ていねいに母親が動きやすいように頼める。（メモに書いたり，品目を伝えたり） | |

## 著者紹介

### 福 田 俊 一 (ふくだ しゅんいち)

1975 年　大阪大学医学部卒業
　　　　大阪大学精神神経科・大阪府立病院神経科で精神医療に取り組む
1981 年　フィラデルフィア・チャイルド・ガイダンス・クリニック (PCGC)
　　　　にて家族療法を学ぶ
1983 年　淀屋橋心理療法センターを開設
1984 - 1986 年　厚生省・神経性食思不振症調査研究班メンバー
2003 年　大阪大学医学部非常勤講師

現在　淀屋橋心理療法センター所長
専攻　家族療法，精神医学
著書　『家族療法』(監修) 朝日文庫, 1994.
　　　『家族カウンセリングの実際』(共著) 金子書房, 1987.
　　　『神経性食思不振症』(共著) 医学書院, 1985.
　　　『親教育と家族心理学』(共著) 金子書房, 1987.
　　　『今日の神経症治療』(共著) 金剛出版, 1987.
　　　『メンタルヘルス・ハンドブック』(共著) 同朋舎, 1989.
　　　『新世紀の精神科治療 10』(共著) 中山書店, 2004.
訳書　『思春期やせ症の家族』(監訳) 星和書店, 1987.

### 増 井 昌 美 (ますい まさみ)

1968 年　関西学院大学文学部卒業
　　　　シティ・バンク，N.A. 大阪入行
1971 年　エンサイクロペディア・ブリタニカ東京勤務
1978 年　精神医療の翻訳に従事
1984 年　淀屋橋心理療法センター勤務，家族療法を学ぶ

現在　同センター家族問題研究室長，ファミリー・セラピスト
著書　『女性経営者の時代』(共著) ミネルヴァ書房, 1988.
　　　『家族療法の面接室から』(福田共著) ミネルヴァ書房, 1994.
　　　『過食・拒食の家族療法』(福田共著) ミネルヴァ書房, 1999.
　　　『職場のストレス・マネジメント』(福田共著) メディカ出版, 1989.
　　　『家族の心理療法』(福田共著) 朱鷺書房, 1998.
　　　『しぐさでわかる心の病気』(福田共著) エール出版社, 2000.
　　　『過食症と拒食症』(福田共著) 星和書店, 2001.
　　　『しぐさで子どもの心がわかる本』(福田共著) PHP, 2004.
訳書　『思春期やせ症の家族』(共訳) 星和書店, 1987.

本書についてのお問い合わせは下記へ：


淀屋橋心理療法センター

〒561-0872
大阪府豊中市寺内2丁目13-49
TGC8-201
TEL：06-6866-1510
FAX：06-6866-2812
E-mail:　rainbow@mxs.mesh.ne.jp
URL:　http://www.asahi-net.or.jp/~cn1s-fkd



**克服できる過食症・拒食症**
—こじれて長期化した過食症・拒食症でも治る道はある—

2005年5月9日　初版第1刷発行

著　者　福田俊一　増井昌美
発行者　石澤雄司
発行所　株式会社星和書店
〒168-0074　東京都杉並区上高井戸1-2-5
電話　03(3329)0031（営業部）／(3329)0033（編集部）
FAX　03(5374)7186




ISBN4-7911-0573-7